Ronald Thomschke

Rückentraining

Funktionelle Übungen für einen gesunden & starken Rücken

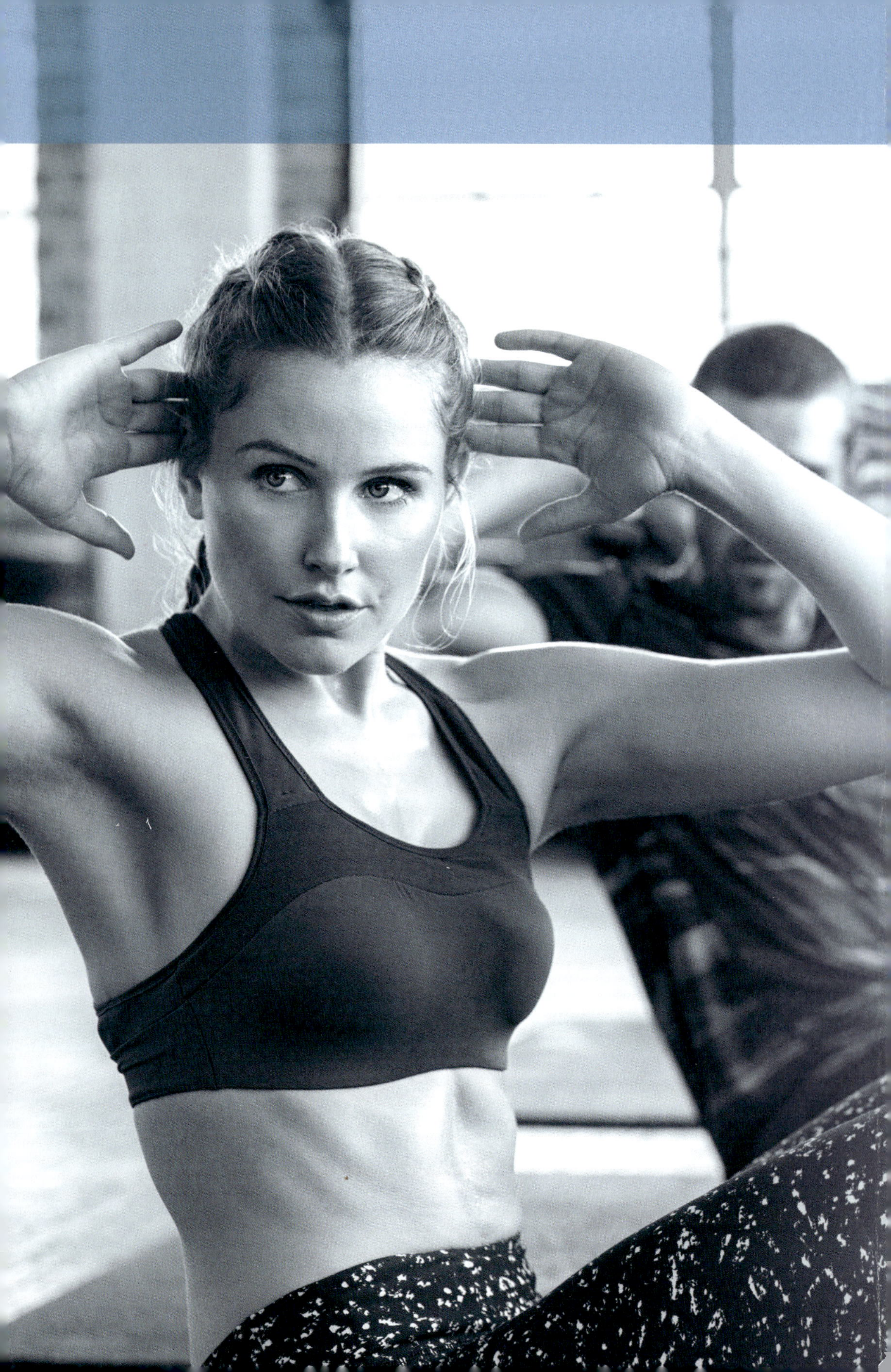

Ronald Thomschke

Rückentraining

Funktionelle Übungen für einen gesunden & starken Rücken

- Kompaktes Grundlagenwissen zum funktionellen Rückentraining
- Eine Vielzahl funktioneller Übungen und Übungsvarianten
- Effektive Komplex-Übungen zur Rückenstärkung und ganzheitlichen Körperkräftigung
- Sorgfältig ausgewählte Programme, die Ihnen den Start in das funktionelle Rückentraining erleichtern

steffen verlag

Funktionelles Rückentraining

THEORIE ab Seite 8

PRAXIS ab Seite 32

WORKOUTS ab Seite 108

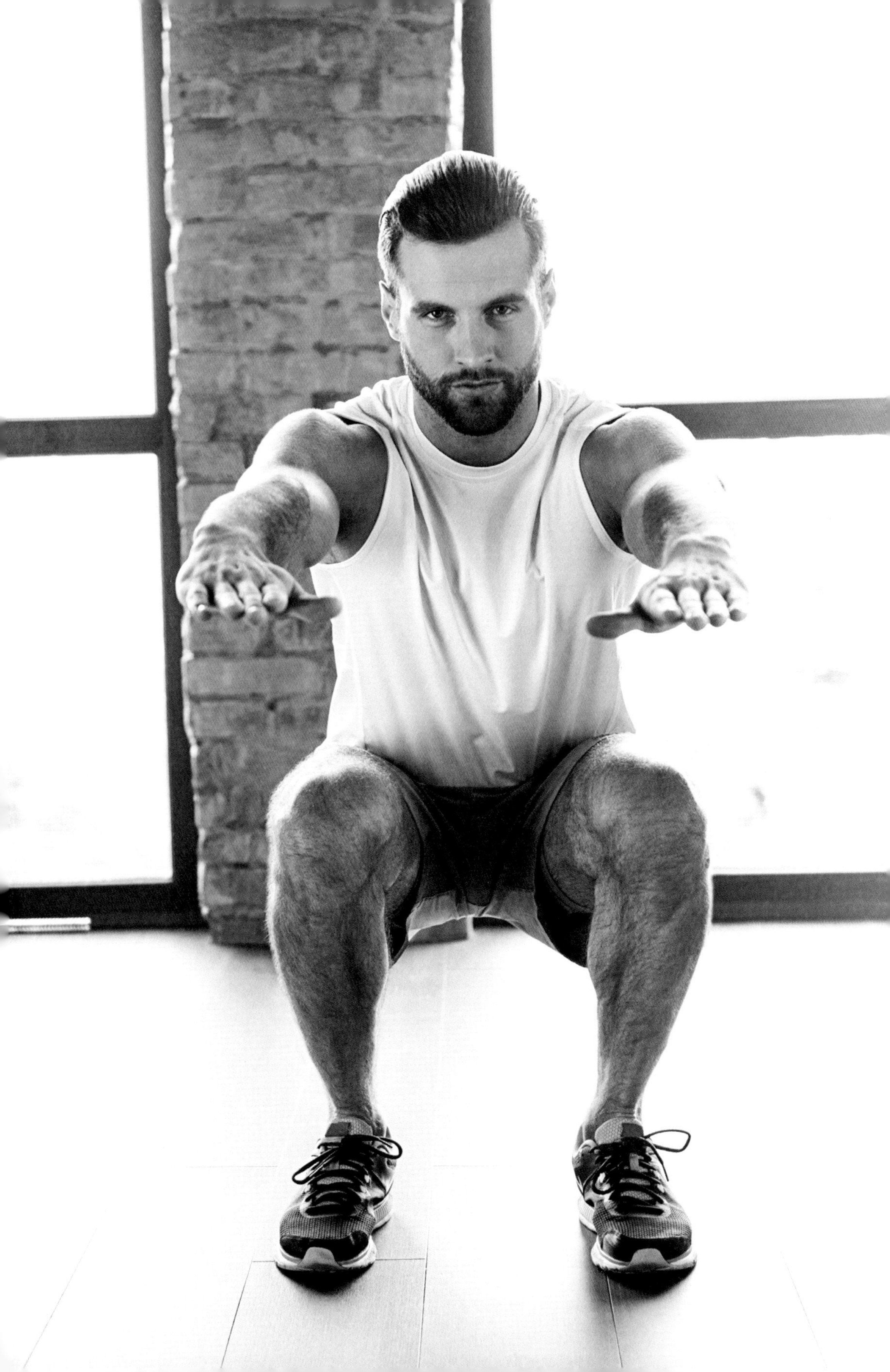

Einleitung

Haben Sie öfter Rückenprobleme beim Sitzen am PC, bei der Garten- oder Hausarbeit? Funktionelles Rückentraining hilft, verspannte Muskeln zu lockern, die Wirbelsäule zu stabilisieren, den Rücken und den gesamten Körper zu kräftigen sowie die Beweglichkeit und Körperhaltung zu verbessern.

Das Buch richtet sich an alle, die:

- ihre Rückenschmerzen verstehen und nachhaltig in den Griff bekommen wollen.
- ihren Rücken stärken, die Wirbelsäule stabilisieren und ihre Körperhaltung verbessern möchten.
- muskulären Dysbalancen (Ungleichgewicht) vorbeugen wollen.
- neben Kraft auch Ausdauer, Koordination und Beweglichkeit trainieren möchten.
- wieder lernen wollen, sich körpergerecht zu bewegen und ihre Muskulatur gezielt einzusetzen.
- ihre funktionale Fitness steigern möchten.

Lesen Sie weiter und finden Sie:

- kompaktes Grundlagenwissen zum funktionellen Rückentraining.
- funktionelle Übungen und Übungsvarianten Schritt für Schritt erklärt und ausführlich bebildert.
- Übungen für jedes Fitness-Level mit und ohne Geräte.
- relevante Trainingshinweise für eine korrekte Übungsausführung.
- effektive Komplex-Übungen zur Rückenstärkung und ganzheitlichen Körperkräftigung.
- sorgfältig ausgewählte Workouts, die Ihnen den Start in das funktionelle Rückentraining erleichtern.

Ich wünsche Ihnen viel Spaß beim Trainieren!

Ronald Thomschke

THEORIE

FUNKTIONELLES RÜCKENTRAINING

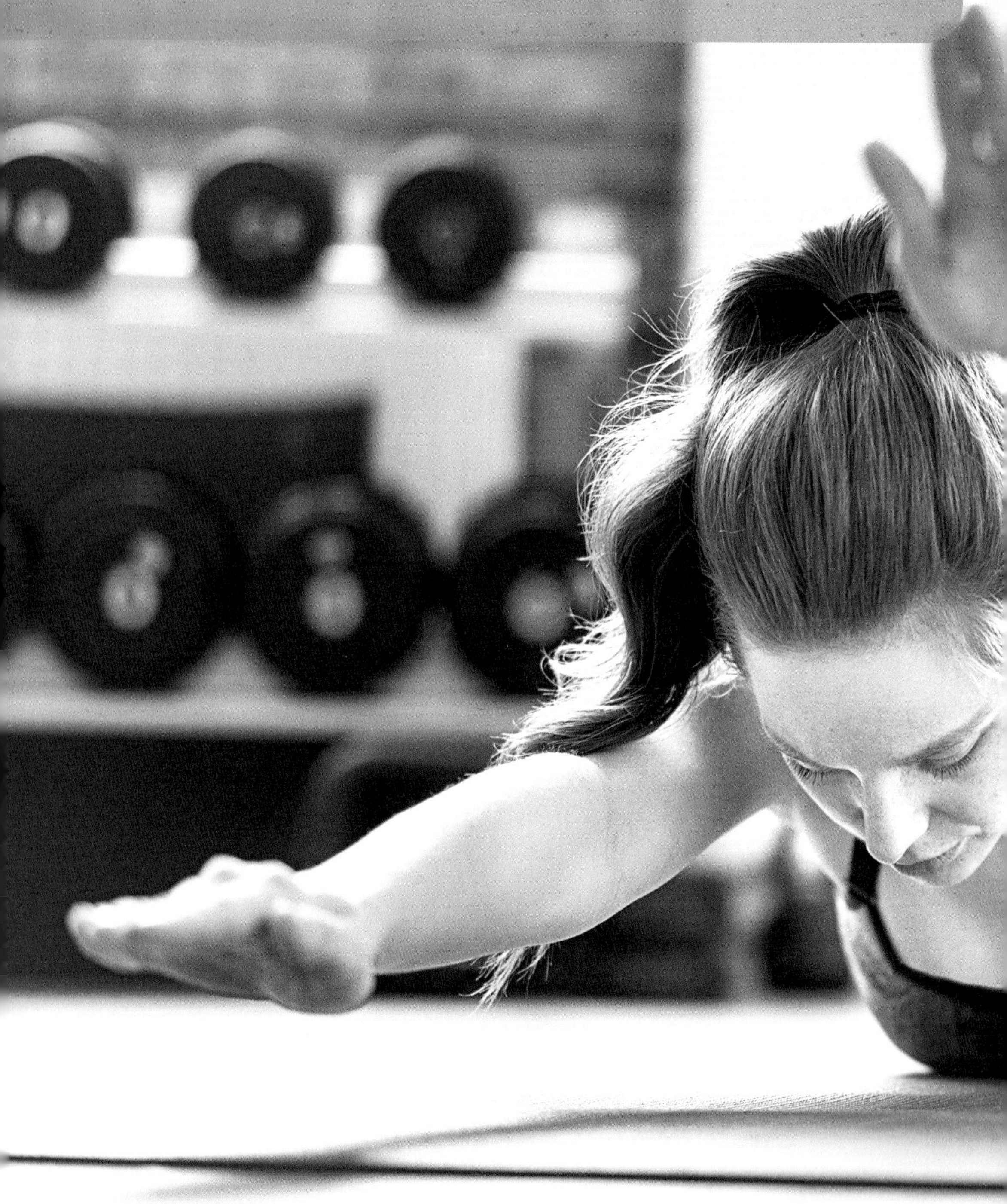

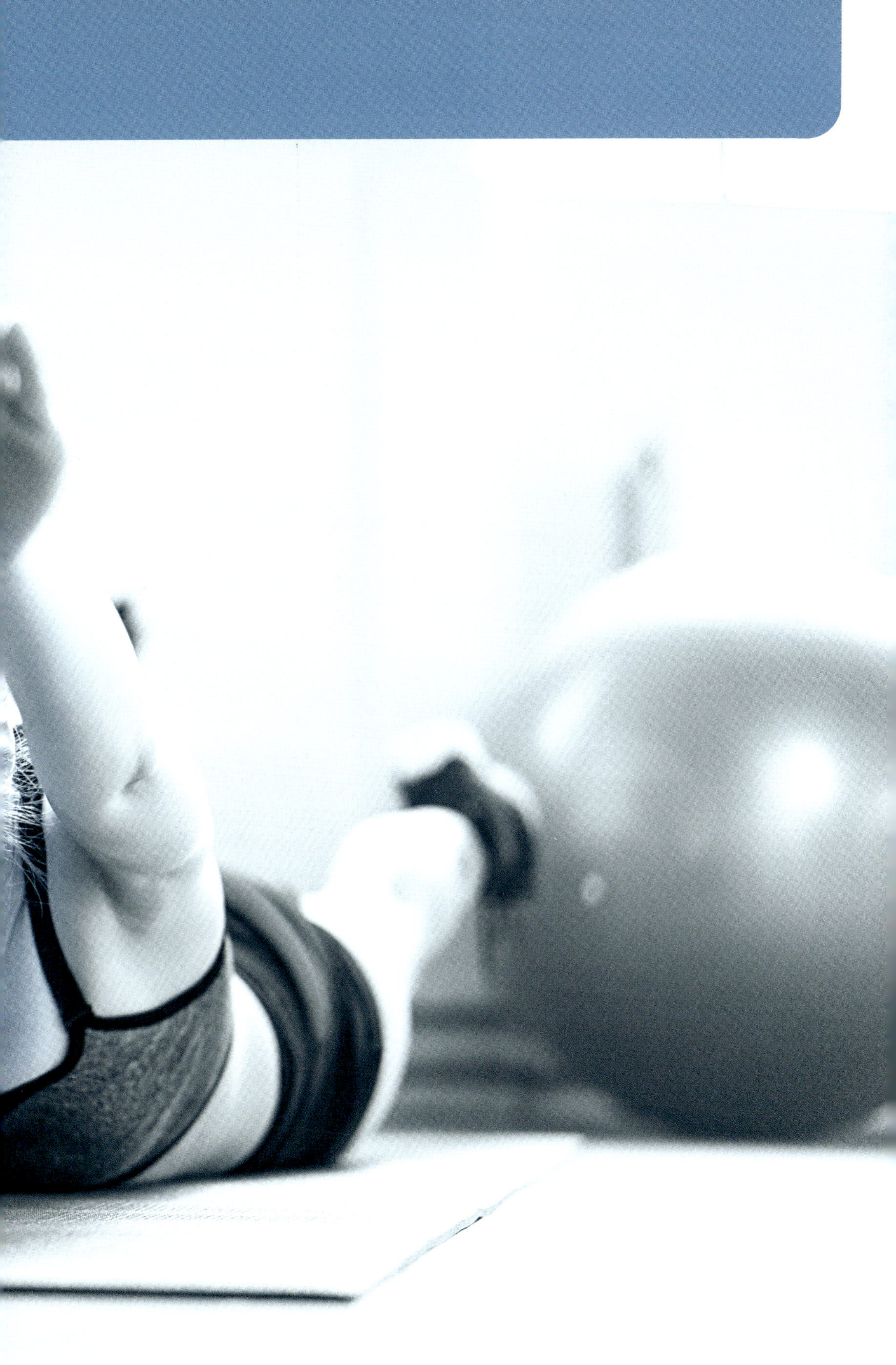

Warum funktionell trainieren?

Funktionelles Rückentraining verhilft Ihnen zu mehr Kraft, Körperstabilität und Beweglichkeit. Darüber hinaus trainiert es Balance und Koordination. Das ideale Training für eine aufrechtere Körperhaltung und mehr Geschmeidigkeit.

Das Wort „funktionell" bedeutet zunächst „die Funktion erfüllend" oder „die Funktion betreffend". Ein Training muss demnach bestimmten Anforderungen entsprechen, zielführend und zweckmäßig sein, um als funktionell eingestuft zu werden.

Ein funktionelles und zugleich ökonomisches Bewegungsverhalten ist uns angeboren und wird in den ersten Lebensjahren durch ständiges Ausprobieren und Lernen vervollständigt. Gibt man Kindern die Chance, können sie ihr Bewegungsrepertoire bis zum Beginn der Pubertät erweitern. Leider ist die Realität häufig eine andere. Bereits mit der Einschulung steigen die täglichen Sitzzeiten deutlich an. Auch im späteren Berufsleben sind sitzende Tätigkeiten in starren Positionen weit verbreitet. Fast jeder zweite Berufstätige verbringt seinen Arbeitstag am Schreibtisch und führt stets gleiche Bewegungen aus. Auf Dauer beeinflusst das häufige und lange Sitzen unser gesamtes Bewegungsverhalten. In der frühen Kindheit erlernte Bewegungsmuster gehen langsam verloren.

Auch viele Sportarten, die in der Freizeit ausgeführt werden, schaffen keinen entsprechenden Ausgleich, da sie kaum funktionelle Bewegungsformen beinhalten oder auch wieder im Sitzen – zum Beispiel Gerätetraining – absolviert werden. Werfen wir einen Blick auf den Leistungssport. Leistungssportler/innen absolvieren neben ihrem sportartspezifischen Training in der Regel ein Ausgleichstraining, um muskulären Dysbalancen vorzubeugen und die Kondition oder Koordination zu verbessern. Betreibt man ausschließlich eine Sportart, werden bestimmte Muskelgruppen vorrangig trainiert und andere dabei vernachlässigt. Der Körper wird auf Dauer einseitig beansprucht und die körperlichen Strukturen passen sich demzufolge dem (verminderten) Gebrauch an.

Fußballer absolvieren aus diesem Grund neben ihrem „normalen" Fußballtraining ein funktionelles Krafttraining, um den Rumpf zu stärken, die Gelenke zu stabilisieren, Gleichgewicht und Koordination zu verbessern. Mithilfe des funktionellen Krafttrainings möchten sie ihren Körper belastbarer und leistungsfähiger, aber auch verletzungsresistenter machen. Das bedeutet jedoch nicht, dass Fußballer wie Kraftsportler trainieren.

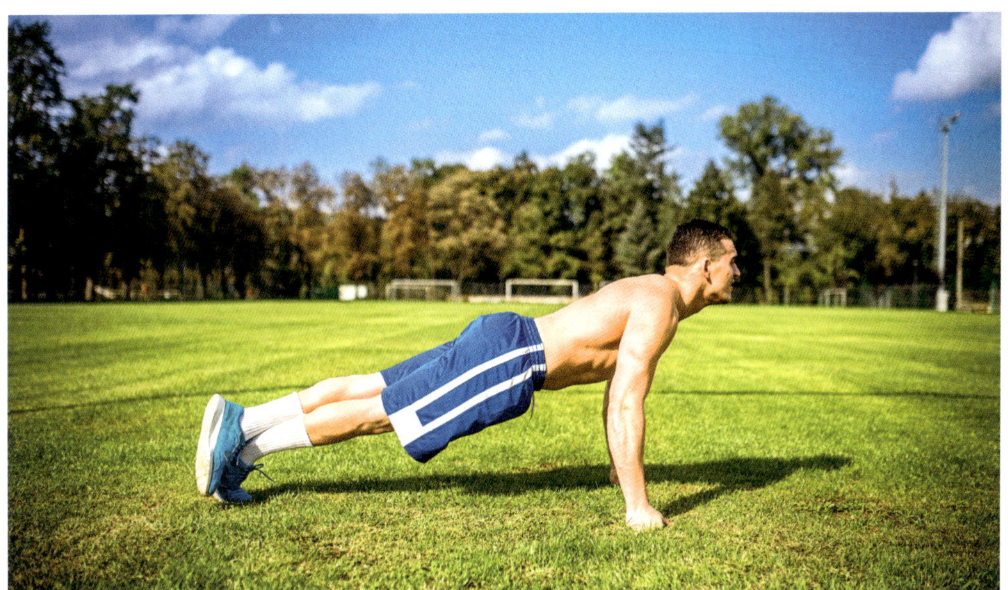

Nicht anders verhält sich unser Körper bei arbeitsbedingten einseitigen Belastungen wie langem Sitzen oder Stehen. Sorgen wir nicht für den entsprechenden Ausgleich, verlieren wir nicht nur einen Teil der angeborenen und in den ersten Lebensjahren erworbenen funktionellen Motorik, sondern leiden zunehmend an Muskel-Skelett-Erkrankungen.

Sehen wir uns dazu die jährlich erscheinenden Gesundheitsreports der gesetzlichen Krankenkassen an: Die meisten Krankheitsfehltage sind in den vergangenen Jahren geschlechtsübergreifend auf „Erkrankungen des Muskel-Skelett-Systems" zurückzuführen.[1] Innerhalb dieser Gruppe von Erkrankungen werden am häufigsten Rückenschmerzen diagnostiziert. Auffällig sind die langen Ausfallzeiten bei Rückenerkrankung. Vergleicht man die Daten aus den Jahren 2018 und 2019 mit den Vorjahren, ist festzustellen, dass keine signifikanten Abnahmen der Krankheitsfehltage zu verzeichnen sind.

In der Gesamtstatistik stehen Muskel-Skelett-Erkrankungen an zweiter Stelle nach den Atemwegserkrankungen. Die Fehlzeiten sind jedoch deutlich länger als bei Atemwegserkrankungen.

Genau hier setzt das funktionelle Rückentraining an. Es übernimmt einerseits die Funktionen eines Ausgleichstrainings, indem es die stabilisierende Tiefenmuskulatur sowie die Bauch-, Rücken-, Nacken- und Schultermuskulatur kräftigt. Andererseits fördern die Übungen und die darin enthaltenen Bewegungen koordinative Fähigkeiten, trainieren die Beweglichkeit und das Herz-Kreislauf-System. Sie führen so ein ganzheitliches Kraft- und Koordinationstraining aus und lernen, sich wieder körpergerecht zu bewegen und die Muskulatur gezielt einzusetzen.

So geht funktionelles Rückentraining

Funktionelles Training trainiert Bewegungen. Demzufolge stehen auch beim funktionellen Rückentraining Übungen und Bewegungsformen im Fokus, die natürliche Bewegungsabläufe (Alltagsbewegungen) beinhalten und gleichzeitig möglichst viele Muskelgruppen ansprechen.

Trainingsinhalte

Um den Körper alltagsfit zu machen und arbeitsbedingte einseitige Belastungen zu kompensieren, werden im funktionellen Rückentraining neben Kraft und Ausdauer auch natürliche Bewegungsmuster des Körpers trainiert. Sie finden komplexe Übungen, die

- vielfältige Bewegungsformen, unter anderem Beugungen, Streckungen, Innen- und Außenrotationen, beinhalten.
- mehrere Muskeln und ganze Muskelketten aktivieren.
- gegenläufige Bewegungen beinhalten.
- zur Verbesserung der Körperwahrnehmung beitragen.
- mehrere Gelenke beteiligen.
- die koordinativen Fähigkeiten trainieren, um zum Beispiel die Präzision, das Tempo und den Rhythmus von Bewegungen zu optimieren.

Was sich auf den ersten Blick vielleicht kompliziert anhört, ist in der Praxis leichter umzusetzen als Sie denken. Ich möchte Ihnen dazu ein paar Beispiele aufzeigen:

- Kombinieren Sie klassische Rückenübungen, die zum Beispiel im Vierfüßlerstand ausgeführt werden, mit Drehungen, Rotationsbewegungen und wechselnden Streckbewegungen der Arme und Beine.
- Trainieren Sie mit dem eigenen Körpergewicht, um die Stabilisatoren des Körpers umfassend zu fördern.
- Verwenden Sie Kleingeräte wie Kurzhanteln und Fitnessbänder, um Bewegungen unter Last auszuführen.
- Führen Sie Übungen in instabilen Positionen aus, zum Beispiel im Ausfallschritt und der schrägen Standwaage.
- Nutzen Sie Pilates- oder Faszienrollen, um instabile Positionen zu erzeugen.

Übung siehe Seite 45

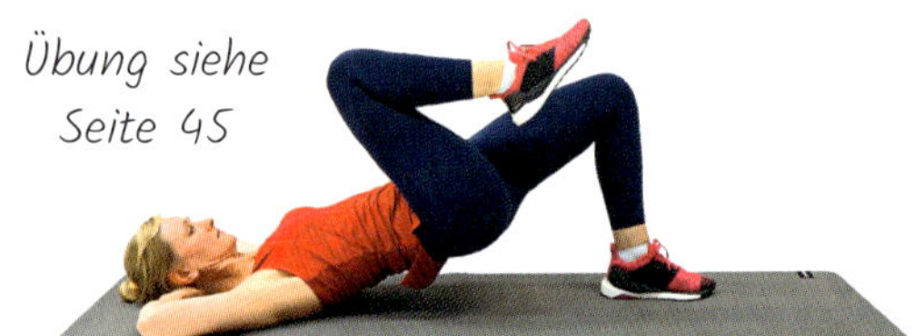

Übung siehe Seite 104

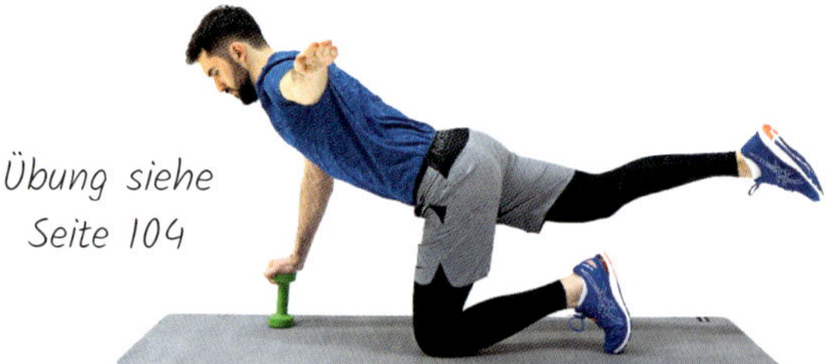

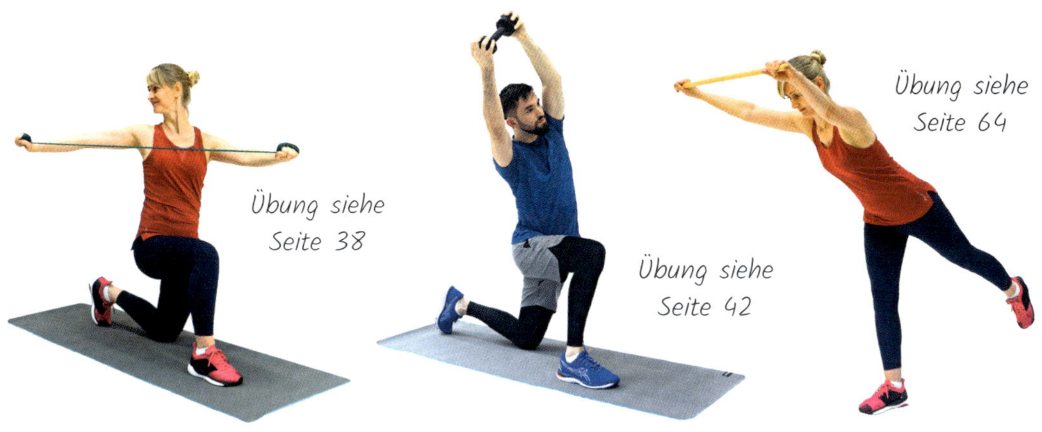

Kurz gesagt: Sie trainieren überwiegend mit dem eigenen Körpergewicht, führen vielfältige Bewegungen aus, müssen Gleichgewicht und Balance selbst erzeugen, mehrere Muskelgruppen miteinander kombinieren und können die Übungen mithilfe von Kleingeräten variieren.

Trainingsziele

Funktionelles Rückentraining zielt auf eine umfassende Kräftigung des gesamten Körpers ab. Neben Kraft und Ausdauer werden Beweglichkeit (Flexibilität) und Koordination gefördert. Es handelt sich somit um die motorischen Fähigkeiten, auch Grundeigenschaften genannt, die jeder Mensch besitz. Als fünfte Fähigkeit gehört die Schnelligkeit dazu. Sie wird jedoch beim funktionellen Rückentraining nicht direkt trainiert. Im Gegenzug legen wir einen Schwerpunkt auf das Training der koordinativen Fähigkeiten. Erfahren Sie mehr zu den motorischen Fähigkeiten ab Seite 20. Sehen wir uns die Trainingsziele detaillierter an.

Funktionelle Rückenübungen sind darauf ausgerichtet:

- die körperliche Leistungsfähigkeit in ihrer Gesamtheit wiederherzustellen beziehungsweise zu erhalten und zu verbessern,
- die Muskeln ausgewogen und vielseitig zu trainieren,
- Körperspannung und Rumpfstabilität zu steigern,
- Beweglichkeit und Körperwahrnehmung zu verbessern,
- koordinative Fähigkeiten umfassend zu trainieren,
- Bewegungen zu ökonomisieren und das Zusammenspiel der Muskeln zu optimieren,
- die Faszien bewusst in das Training einzubeziehen und
- Verletzungen effektiv vorzubeugen.

Funktionelles Rückentraining im Vergleich

Vergleichen wir das funktionelle Rückentraining mit Rückentraining an Geräten, werden eindeutige Unterschiede sichtbar.

In der Regel befinden Sie sich beim Training an Geräten in einer sitzenden, angelehnten oder liegenden Position. Sie absolvieren eine durch das Trainingsgerät vorgegebene Bewegung. Das hat einige Vorteile: Sie können gezielt einzelne Muskeln ansprechen, was unter anderem in der Rehabilitation bedeutsam ist. Die durch die Maschine vorgegebenen Bewegungsabläufe sind auch ohne Vorkenntnisse einfach und sicher auszuführen. Die vorgegebene Sitzposition kann Haltungsfehler vermeiden.

Es zeigen sich jedoch auch Nachteile: Sie trainieren keine natürlichen Bewegungsmuster. Der Körper wird vom Trainingsgerät stabilisiert und muss sich nicht selbst ausbalancieren. Das Training beschränkt sich auf einzelne Muskeln und vernachlässigt die im Alltag wichtige Körpermitte. Das Zusammenspiel der Muskeln wird nicht ausreichend gefordert und nicht zuletzt wird die Koordination vernachlässigt.

Im funktionellen Rückentraining wird der Körper mithilfe natürlicher Bewegungen in seiner Einheit trainiert. Er muss sich dabei selbst stabilisieren und gleichzeitig die Bewegungen koordinieren. Das Training spricht ganze Muskelketten und die im Alltag relevante Körpermitte an. Die Muskelaktivität und der Stoffwechsel steigen, ohne dass große Gewichte zum Einsatz kommen müssen. Wir orientieren uns beim Training an realen, alltagstypischen Bewegungs- und Belastungssituationen, zum Beispiel dem Tragen von Kindern, dem Heben von Gegenständen, dem Bewegen von Lasten oder dem Strecken und Beugen in unterschiedlichen, zum Teil instabilen Positionen.

Auch in der Rückenschule wurden die Wirkungen eines Koordinationstrainings lange unterschätzt und vernachlässigt. Viele Kursleiter und Trainer waren der Meinung, dass koordinative Fähigkeiten bei der Ausführung der Rückenübungen automatisch mittrainiert werden. Ein spezielles Training dieser Fähigkeiten wurde als nicht notwendig erachtet.

Nachdem Ende der 1990er Jahre die Rückenschule aufgrund fehlender Wirksamkeitsnachweise und ihrer therapeutischen Ansätze zunehmend in Kritik geriet, beschloss die „Konföderation der deutschen Rückenschulen" 2006 neue Leitlinien. Daraus resultierend wurden 2007 Inhalte und Ziele der Rückenschulprogramme umgestellt, es entstand das Konzept der „Neuen Rückenschule".

In den neuen Programmen setzte man erstmals auch Schwerpunkte auf das Training von Beweglichkeit und Koordination mit Blick auf die Gelenk- und Rumpfstabilität.

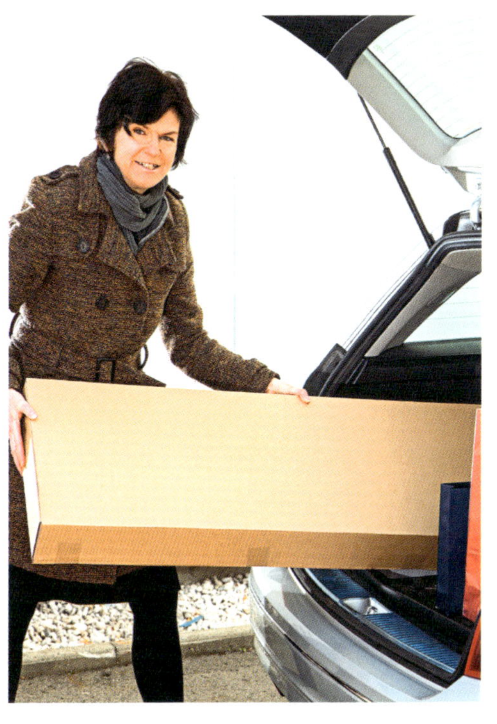

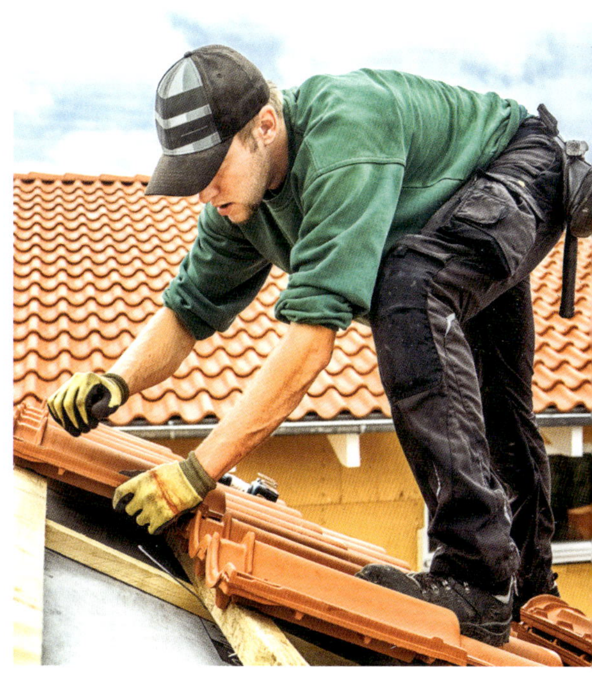

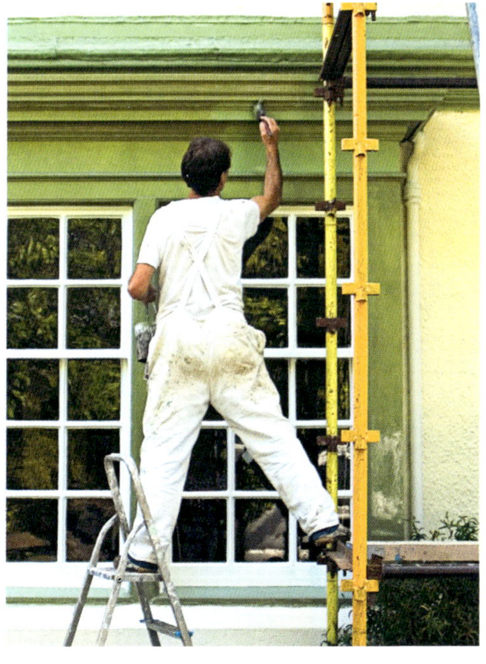

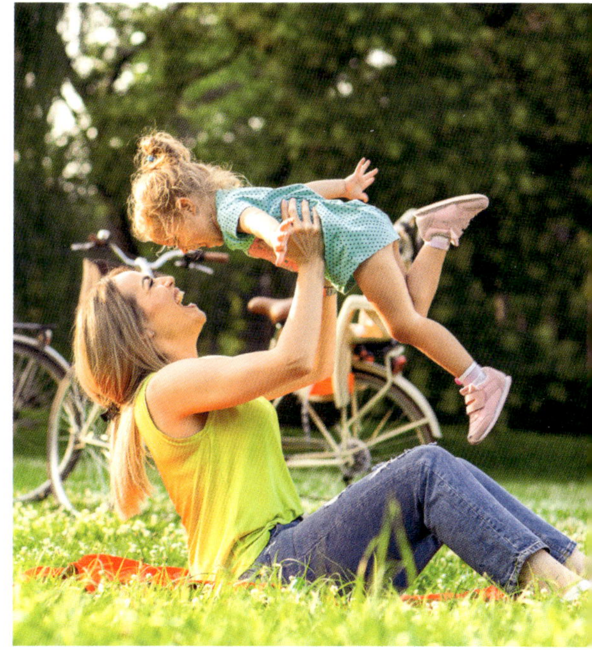

Das muskuläre Zusammenspiel

Der menschliche Körper ist auf Bewegung programmiert und unsere Muskeln liefern die Kraft für Bewegungen. Voraussetzung ist ein perfektes Zusammenspiel verschiedener Muskeln in Kombination mit Sehnen, Bändern, Gelenken und dem Gehirn. In diesem Kapitel lernen Sie das muskuläre Zusammenspiel kennen und Rückenschmerzen zu verstehen.

Werfen wir bezüglich der Trainingsziele noch einmal einen Blick auf die möglichen Ursachen von Rückenschmerzen. Neben einer bewegungsarmen Lebensweise mit monotonen Bewegungsabläufen gehören Überlastungen durch Übergewicht und falsches Training zu den häufigsten Problemauslösern. Kurz gesagt können also sowohl eine Vernachlässigung von Muskeln als auch eine Überstrapazierung Rückenschmerzen hervorrufen.

Spieler und Gegenspieler

Warum das so ist, erklärt sich aus dem Gegenspielerprinzip: Ein Muskel arbeitet bei einer Bewegung niemals allein. Der Agonist (Spieler) kontrahiert und ist somit maßgeblich an der Bewegung beteiligt. Er braucht aber einen Gegenspieler, um sich wieder strecken zu können. Es muss ein ausgewogenes Kräfteverhältnis (Spannungszustand) zwischen beiden Muskeln bestehen. Das bedeutet jedoch nicht, dass beide Muskeln gleich stark sein müssen.

Das Prinzip von Spieler und Gegenspieler finden wir im gesamten Körper wieder.

So ist zum Beispiel der gerade Bauchmuskel (Musculus rectus abdominis, Abb. A) der Gegenspieler der Rückenstreckmuskulatur (Musculus erector spinae, Abb. B) im Bereich des unteren Rückens.

Der Trapezmuskel (Musculus trapezius, Abb. C) im oberen Rücken findet seine Gegenspieler in der Brust- und Schultergürtelmuskulatur (Abb. D). Dazu gehören der vordere Sägemuskel (Musculus serratus anterior), der kleine Brustmuskel (Musculus pectoralis minor) und der Schulterblattheber (Musculus levator scapulae).

Gerät der ausgeglichene Spannungszustand zwischen den Muskeln über längere Zeit aus der Balance, wirkt er sich negativ auf unsere Körperhaltung, die Gelenke und Stellung der Knochen aus. Ärzte und Physiotherapeuten sprechen dann von einer muskulären Dysbalance. Sichtbar wird eine muskuläre Dysbalance zum Beispiel durch einen Rundrücken und spürbar durch Muskel- und Gelenkschmerzen und teils stärkere Einschränkungen in der Beweglichkeit.

Die Übungen im Praxisteil trainieren sehr ausgewogen Kraft und Beweglichkeit und beziehen dabei den gesamten Körper ein. Sie dienen dem Ziel, das muskuläre Gleichgewicht zu erhalten oder wiederherzustellen, die körperliche Leistungsfähigkeit zu verbessern, die Verletzungsanfälligkeit zu mindern und unser Wohlbefinden zu steigern.

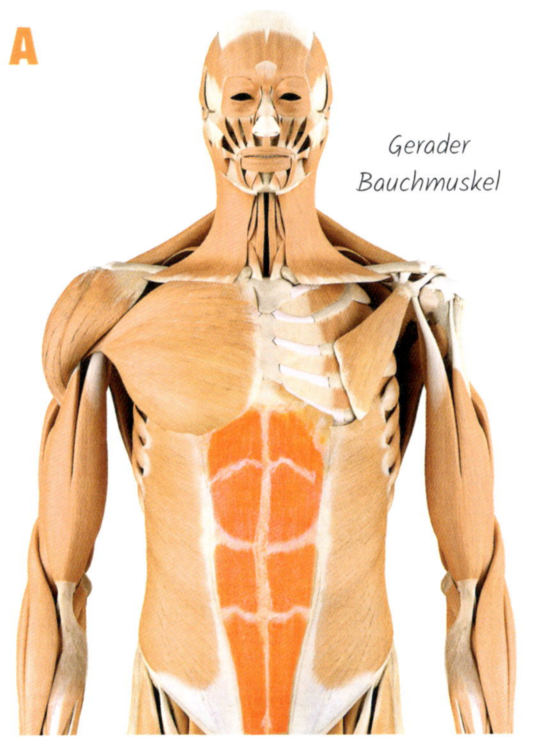
A
Gerader
Bauchmuskel

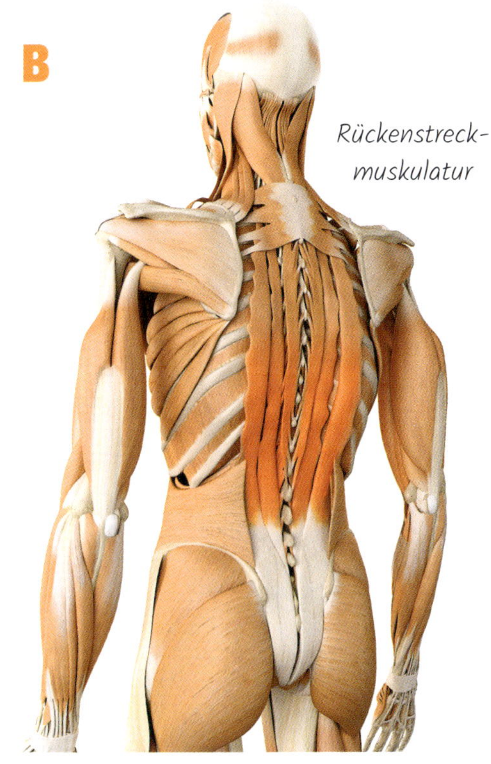
B
Rückenstreck-
muskulatur

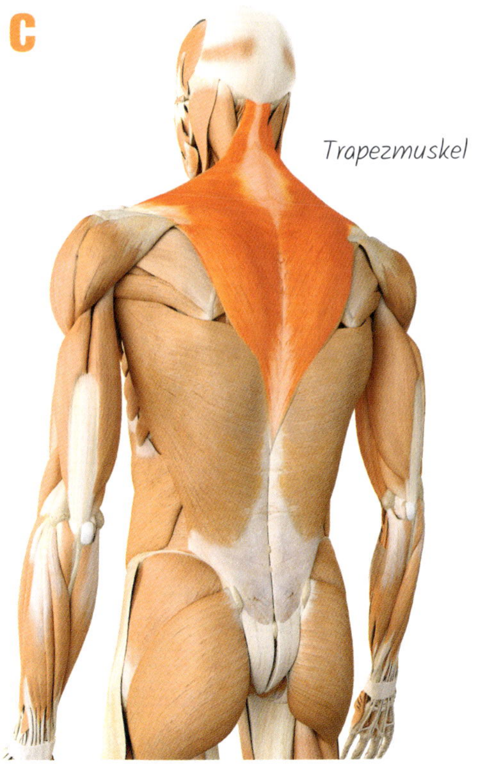
C
Trapezmuskel

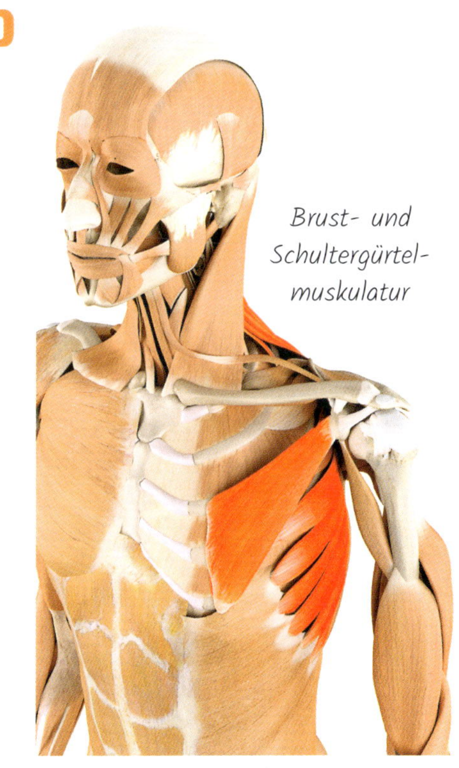
D
Brust- und
Schultergürtel-
muskulatur

Synergisten

Das Zusammenspiel zwischen Agonisten und Antagonisten wird als intermuskuläre Koordination bezeichnet. Es gibt aber noch weitere „Beteiligte“, die Synergisten. Sie unterstützen und verstärken die Bewegung der Agonisten. Bei einer muskulären Abschwächung des Agonisten müssen die Synergisten seine Aufgaben mit übernehmen. Diese Kompensation kann auf Dauer zu einer Überlastung der Synergisten führen.
Im Praxisteil finden Sie viele Übungen, die neben dem Hauptmuskel auch die beteiligten Synergisten kräftigen. Nur das perfekte Zusammenspiel aller Muskeln ermöglicht bewusst gesteuerte Bewegungen und eine angepasste Kraftentwicklung. Aus diesem Grund beinhaltet das funktionelle Rückentraining auch Trainingsklassiker wie Kniebeugen und Ausfallschritte in verschiedenen Varianten. Die Übungen trainieren viele Muskeln, lassen die Muskeln im Team arbeiten, sprechen die stabilisierende Muskulatur und die Körpermitte an und schulen die Koordination.

Trainieren in Muskelketten

Betrachten wir unseren Körper noch etwas genauer, so stehen nicht nur Agonisten, Antagonisten und Synergisten in direkter Verbindung, sondern alle Muskeln sind über Faszien (Bindegewebe) und Knochen strukturell und funktionell miteinander verbunden. Sie bilden eine funktionelle Einheit in Form von Muskelketten, die sich vom Kopf bis zu den Füßen über den gesamten Körper ziehen.
Obwohl die einzelnen Muskeln nur indirekt miteinander verbunden sind, werden Muskelspannungen und Kräfte innerhalb der Kette weitergegeben. Zieht ein Muskel sich zusammen, wird die Spannung auf Faszien übertragen und je elastischer die Faszien sind, desto besser funktioniert die Kraftübertragung. Gibt es jedoch innerhalb der Muskelkette Schwachstellen, so wird die Übertragung von Spannungen gestört. Sichtbar wird das unter anderem durch Schonhaltungen. Praktisch können über Muskelketten auch Schmerzen übertragen werden. Diese treten dann innerhalb der Kette, aber weit entfernt vom verursachenden Muskel auf.

Der Rumpf ist wichtig

Der Rumpf ist von zentraler Bedeutung. Er gewährleistet die Kraftübertragung zwischen dem Unter- und Oberkörper sowie zwischen den Extremitäten. Über Muskelketten und Faszien stehen Arme, Schultern, Rumpf und Beine miteinander in Verbindung. Der Rumpf bildet das Zentrum und koordiniert die Kräfte, die bei Arm- und Beinbewegungen entstehen und zum Beispiel von den Beinen zu den Armen übertragen werden. Da Rückenbeschwerden sehr häufig durch eine schwache Rumpfmuskulatur ausgelöst werden, steht der Rumpf im Fokus des Trainings. Die Rumpfmuskulatur überträgt nicht nur Kräfte, sie stabilisiert den Körper und hält ihn aufrecht. Da diese Muskeln auf Instabilität reagieren, nutzen wir Drehbewegungen, instabile Unterlagen oder kleine Gewichte.

Zur Rumpfmuskulatur gehören mehrere Muskelgruppen der Körpermitte. Im englischen Sprachgebrauch mit sportlichem Kontext wird die Körpermitte als „Core“ bezeichnet. Ein Core-Training hat somit das Ziel, die Rumpfmuskulatur (Core-Muskulatur) zu stärken. Zur Rumpfmuskulatur gehören unter anderem die Beckenbodenmuskulatur, die Bauchmuskulatur (gerader Bauchmuskel, innere und äußere schräge Bauchmuskeln, querer Bauchmuskel), die Rückenstreckmuskulatur sowie Muskeln der Gesäß- und Hüftmuskulatur.

Isoliertes Muskeltraining

Alle Muskeln bestehen aus einzelnen Muskelfasern. Wie viel Kraft ein Muskel entfalten kann, hängt davon ab, wie viele Muskelfasern durch das Nervensystem angesprochen werden. Das Nerv-Muskel-Zusammenspiel während eines Bewegungsablaufes wird als intramuskuläre Koordination bezeichnet. Eine Verbesserung der intramuskulären Koordination, also des Zusammenspiels der Muskelfasern innerhalb eines Muskels, kann durch Übungen, die nur einen Muskel oder wenige ansprechen, erreicht werden. Wenn es aus präventiven oder rehabilitativen Gründen notwendig sein sollte, einzelne Muskeln oder Muskelgruppen (zum Beispiel die Schulter- oder Bauchmuskulatur) gezielt zu kräftigen, so können Sie auch bekannte Isolationsübungen für die Bauch-, Rücken- oder Schultermuskulatur in Ihr funktionelles Rücken-Workout integrieren. Alternativ kombinieren Sie ein gerätebasiertes Krafttraining mit funktionellen Rückenübungen.

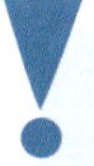

Fassen wir noch einmal zusammen: Funktionelles Rückentraining beinhaltet Übungen mit komplexen Bewegungen, die immer mehrere Muskeln und ganze Muskelketten trainieren, möglichst viele Gelenke einbeziehen, die Rumpfmuskulatur kräftigen und die Koordination trainieren. Bei Bedarf können Sie auch einzelne Muskeln oder Muskelgruppen gezielt trainieren.

Fähigkeiten trainieren

Bestimmte Fähigkeiten sind uns angeboren, andere müssen erlernt werden. Warum wir die Koordination erst erlernen und fortlaufend trainieren müssen und welche Bedeutung sie im funktionellen Rückentraining hat, erfahren Sie in diesem Kapitel.

Motorische Fähigkeiten wie Kraft, Ausdauer oder Beweglichkeit sind bei jedem Menschen unterschiedlich stark ausgeprägt und entwickeln sich individuell im Laufe des Lebens. Auf Bäume klettern, über einen Stamm balancieren, auf allen Vieren krabbeln, in die tiefe Hocke gehen, einen schweren Stein heben oder einen Stock werfen sind Bewegungen und Fähigkeiten, die wir kennen, aber unterschiedlich gut ausführen können, da wir sie mehr oder weniger stark trainiert oder auch wieder verlernt haben. Bestimmte Fähigkeiten lassen sich durch Training leicht reaktivieren, andere müssen wir mühevoll neu erlernen, wenn sie verloren gegangen ist.

Wie gut uns das gelingt, hängt in der Praxis davon ab, wie wir unseren Körper belasten und trainieren. Eine gute Lauftechnik ist zum Beispiel leicht zu erlernen und mit einem regelmäßigen Lauftraining verbessern Sie schnell Ihre Ausdauer.
Im Gegensatz dazu müssen sportliche Fertigkeiten wie harmonische, fließende Bewegungen oder ein Handstand in teilweise recht aufwendigen Lern- und Übungsprozessen erworben und nach und nach verbessert werden. Dabei spielen Fähigkeiten eine Rolle, die Nervensystem und Muskulatur zusammenwirken lassen. Sie werden unter dem Begriff Koordination zusammengefasst

Ausdauer, Kraft und Schnelligkeit gehören zu den konditionellen Fähigkeiten. Sprechen wir von der Koordination, so verbergen sich unter dem Begriff vielfältige Fähigkeiten wie die Reaktions-, Gleichgewichts-, Umstellungs-, Kopplungs-, Differenzierungs-, Rhythmisierungs- und Orientierungsfähigkeit. Sie werden durch das Zusammenspiel von Sinnesorganen, Nervensystem und Skelettmuskulatur innerhalb eines Bewegungsablaufs beeinflusst.
Wie verhält es sich mit der Beweglichkeit? Da sie viele koordinative Anteile enthält, wird sie als gemischt konditionell-koordinative Fähigkeit bezeichnet.

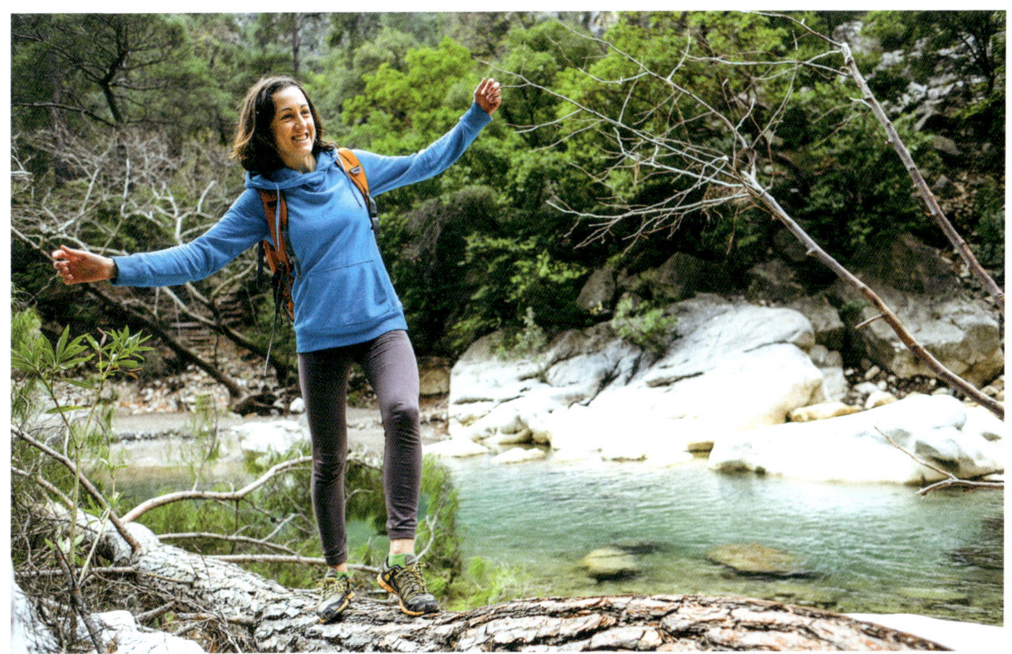

Vorteile des Koordinationstrainings

Besonders gut lassen sich die koordinativen Fähigkeiten ab dem sechsten Lebensjahr bis zum Beginn der Pubertät trainieren. Hier verzeichnet das Training die größten Erfolge. Das bedeutet jedoch nicht, dass man sie im späteren Leben vernachlässigen sollte oder ein Training keinen Erfolg mehr bringt – im Gegenteil. Da ein Koordinationstraining einfach auszuführen und nicht besonders anstrengend ist, kann es in jedem Alter umgesetzt werden.

Im Freizeitsport werden meist einseitig Fähigkeiten wie Kraft oder Ausdauer trainiert, die dem verbreiteten Selbstoptimierungswahn entsprechen. Leider bleiben nicht nur beim Krafttraining an Maschinen oder beim elektrischen Stimulationstraining (EMS) die koordinativen Fähigkeiten auf der Strecke. Mit zunehmendem Alter bilden sie sich automatisch zurück. Um diesem „Vergessen" entgegenzuwirken, müssen wir die Koordination regelmäßig trainieren. Das fällt uns leichter, wenn wir die Vorteile eines Koordinationstrainings erkennen:

- Bewegungen werden geschmeidiger und sind leichter auszuführen, die Freude an Bewegung steigt.
- Bewegungen sind schneller und effektiver auszuführen, der Krafteinsatz ist geringer (ökonomischere Bewegungen).
- Koordination ist unabdingbar für die Sturzprophylaxe und die Gelenkstabilität.
- Die Körperwahrnehmung und die Körperhaltung verbessern sich.
- Die Koordination hat positiven Einfluss auf alle motorischen Fähigkeiten.
- Unser Wohlbefinden und damit auch unsere Lebensqualität werden positiv beeinflusst.

Sieben grundlegende koordinative Fähigkeiten im Überblick

Sehen wir uns an, was die einzelnen koordinativen Fähigkeiten beinhalten:

1. Reaktionsfähigkeit

- Sie ermöglicht es uns, auf verschiedenste Signale schnell und angepasst zu reagieren.
- Beispiele: Ball fangen, umfallendes Glas greifen, Fahrrad oder Auto abrupt abbremsen

2. Gleichgewichtsfähigkeit

- Sie hält unseren Körper bei Bewegungen, aber auch beim Sitzen und Stehen in einer stabilen Position.
- Sie ermöglicht es uns, nach einer schnellen Bewegung oder einem Sprung den Körper zu stabilisieren.
- Beispiele: Auf Balken oder Seilen balancieren, auf einem Bein stehen, Fahrrad fahren

3. Umstellungsfähigkeit

- Sie versetzt uns in die Lage, Handlungen und Bewegungen möglichst schnell an eine veränderte oder neue Situation anzupassen.
- Beispiele: Beim Radfahren oder Joggen endet plötzlich der befestigte Weg und Sie reagieren.

4. Rhythmisierungsfähigkeit

- Sie ermöglicht es uns, einen Rhythmus wahrzunehmen und die Bewegungsabläufe zeitlich strukturiert an diesen anzupassen.
- Beispiele: Tanzen, Aerobic

5. Kopplungsfähigkeit

- Sie koordiniert die Bewegungen einzelner Körperteile, stimmt diese aufeinander ab und passt sie einer zielgerichteten Gesamtbewegung an.
- Beispiele: Diagonales Zusammenspiel von Arm- und Beinbewegungen beim Skilanglauf oder Nordic Walking in Kombination mit dem Stockeinsatz.

6. Differenzierungsfähigkeit

- Sie versetzt uns in die Lage, Bewegungen möglichst präzise und ökonomisch – mit angepasstem Kraftaufwand – auszuführen.
- Beispiele: Sie werfen einem Partner über eine bestimmte Entfernung einen Gegenstand, zum Beispiel einen Schlüssel, zu.

7. Orientierungsfähigkeit

- Sie versetzt uns in die Lage, unsere Position in einem Raum zu erkennen und zielgerichtete Bewegungen und Positionsänderungen vorzunehmen.
- Beispiele: Sie laufen abseits von Wegen durch einen dichten Wald oder durchlaufen einen Hindernisparcour.

Es wäre fatal, die einzelnen koordinativen Fähigkeiten isoliert zu betrachten. In der Regel werden Bewegungen erst durch das Zusammenspiel mehrerer Fähigkeiten ermöglicht.

Training der koordinativen Fähigkeiten

Nun stellt sich die Frage, wie und wo ich die koordinativen Fähigkeiten trainieren kann. Würde ich die gleiche Frage zu den konditionellen Fähigkeiten Kraft oder Ausdauer stellen, so fällt Ihnen sicherlich schnell eine Antwort ein. Neben Fitnessstudios bieten Volkshochschulen oder der Vereinssport vielfältige Möglichkeiten.
Bezüglich der koordinativen Fähigkeiten möchte ich zwei Beispiele aufgreifen.

Beispiel 1: Aerobic

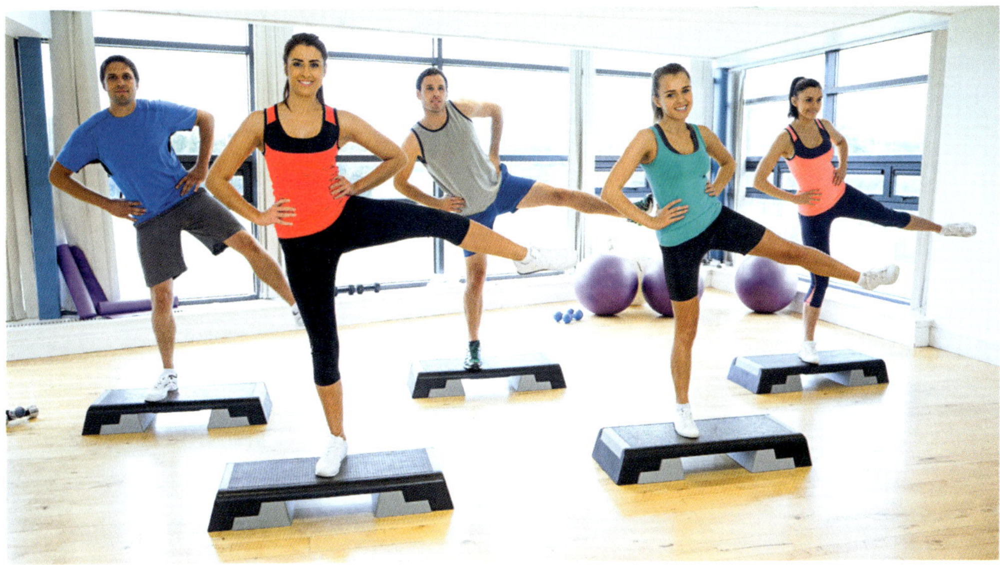

Aerobic vereint ein Ausdauertraining mit Gymnastik und Tanzelementen und wird zu motivierender Musik mit rhythmischen Bewegungen ausgeführt. In den letzten Jahren haben sich zahlreiche Aerobic-Varianten etabliert. Dazu zählen unter anderem Box Aerobic, Step Aerobic, Energy Dance, Bodypump und viele weitere Formen. Sie stellen sehr unterschiedliche Anforderungen an Kraft, Ausdauer und Beweglichkeit. Bezüglich der koordinativen Fähigkeiten sind die Unterschiede dagegen wesentlich geringer: Eine gute Gleichgewichts-, Kopplungs-, Reaktions- und Rhythmisierungsfähigkeit sind unabdingbar.

Beispiel 2: Standwaage

Die Standwaage ist eine Grundübung aus Bodenturnen und Yoga, die in etwas einfacheren Varianten auch im funktionellen Rückentraining zur Anwendung kommt und einen Bezug zu Bewegungsformen im Alltag hat. Der Bewegungsablauf zum Einnehmen der Position stellt sich einfach dar: Sie stehen im hüftbreiten Parallelstand auf einem Bein und strecken die Arme seitlich aus. Dann beugen Sie die Hüfte und lehnen sich mit geradem Rücken nach vorn. Gleichzeitig führen Sie das angehobene Bein gestreckt nach hinten, bis Bein, Oberkörper und Kopf eine Linie bilden, und führen die Arme nach vorn. Das Standbein halten Sie leicht gebeugt.

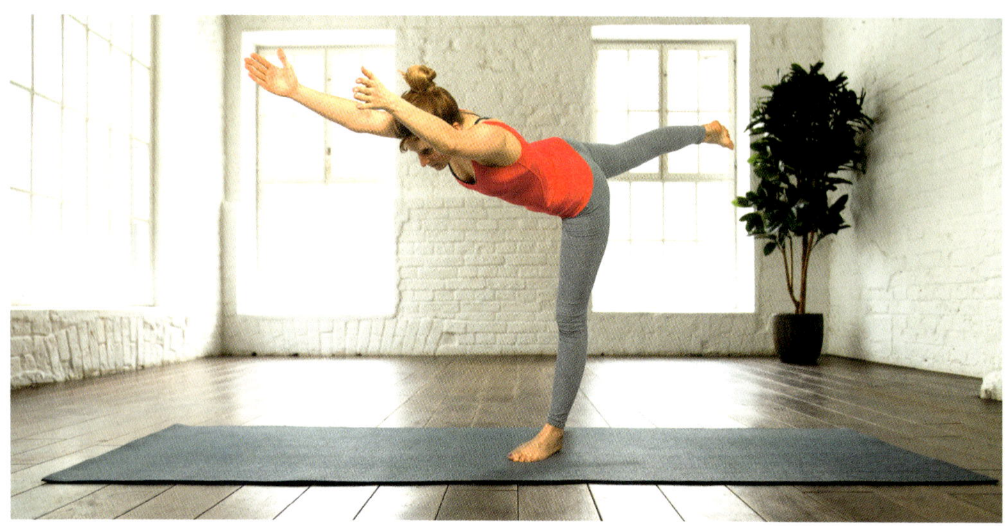

Die Übung kräftigt die Gesäß- und Beinmuskulatur sowie die Rumpfmuskulatur. Auch wenn der Bewegungsablauf einfach erscheint und Sie über ausreichend Kraft verfügen, so werden Sie die Standwaage nicht sofort perfekt ausführen können. Die korrekte Ausführung ist eine Fertigkeit, die zuerst erlernt und dann durch regelmäßiges Training perfektioniert wird. Das regelmäßige Training der Standwaage schult wiederum bestimmte koordinative Fähigkeiten. Dazu zählen unter anderem die Gleichgewichts- und Kopplungsfähigkeit. Somit gehört die Standwaage zu den funktionellen Ganzkörperübungen.

Welchen Bezug hat die Standwaage nun zu unserem Alltag? Aus funktioneller Sicht ist es durchaus sinnvoll, regelmäßig Übungen im Einbeinstand sowie weitere Balance- und Koordinationsübungen auszuführen. Die dabei trainierten Fähigkeiten und erworbenen Fertigkeiten helfen uns, Alltagsbelastungen wie zum Beispiel schnelles Treppensteigen oder das Besteigen einer Leiter sicherer auszuführen. Dadurch vermindert diese Art des Trainings auch das Verletzungsrisiko und dient der Sturzprophylaxe. Jeder Sturz, egal ob es zu Verletzungen kommt oder nicht, löst etwas im Kopf aus. Man wird vorsichtiger, vielleicht auch ängstlicher und genau diese Unsicherheit mindert die Bewegungsfreudigkeit. Die verminderte körperliche Aktivität führt wiederum zu einer Reduzierung der Muskelkraft. In der Folge steigt das Sturzrisiko erheblich an.

Gerade bei älteren Menschen wirkt sich körperliche Inaktivität sehr stark auf die Muskulatur aus und beeinflusst die Lebensqualität. Einerseits verfügen sie altersbedingt in der Regel über weniger Muskelmasse. Andererseits wird es mit zunehmendem Alter schwieriger, die ursprüngliche Muskelmasse neu aufzubauen und die Muskelkraft zu steigern.

Funktionelle Übungen wie die Standwaage zeichnen sich aber nicht nur dadurch aus, dass sie mehrere Muskelgruppen trainieren und viele Gelenke bewegen. Sie fördern gleichzeitig das Zusammenspiel von Muskeln – die intermuskuläre Koordination – und trainieren die stabilisierenden Muskeln im Rumpfbereich. In diesem Zusammenhang möchte ich noch einmal auf das Kapitel „Das muskuläre Zusammenspiel" verweisen. Für Ungeübte stellt die Standwaage eine Herausforderung dar. Aber auch einfachere Übungen im Einbeinstand, Ausfallschritt oder anderen instabilen Positionen erzielen die gleiche Wirkung und fördern umfassend die koordinativen Fähigkeiten. Sie finden zahlreiche Beispiele im Praxisteil.

Häufige Fragen

Das funktionelle Rückentraining ermöglicht es Ihnen, ein effektives, wirkungsvolles und zeiteffizientes Rücken- und Ganzkörpertraining auszuführen. Wie Sie Ihr Workout aufbauen, anpassen und strukturieren und welche Hilfsmittel Sie benötigen, besprechen wir im letzten Theoriekapitel.

Wie baue ich mein Training auf?

Aufwärmen Beginnen Sie das Training immer mit einer Erwärmung. Das Warm-up ist wichtig, da es das Herz-Kreislauf-System in Schwung bringt und Muskeln, Sehnen, Bänder und Gelenke auf die folgenden Belastungen vorbereitet. Gleichzeitig wird unser Nervensystem aktiviert, wir bereiten uns auch mental auf das Training vor. Verwenden Sie idealerweise Übungen, die immer mehrere Muskeln involvieren, die Gelenke ansprechen und auch die Beweglichkeit trainieren. Beispiele hierfür sind Seilspringen, Hampelmann (Jumping Jacks), Kniehebelauf, Ausfallschritte und Mobilisationsübungen wie Armkreisen, Schulterkreisen, Hüftkreisen oder Seitneigungen. Die Dauer der Aufwärmphase hängt unter anderem von Ihrem Alter und dem Fitnesslevel, aber auch von der Umgebungstemperatur ab. In der Regel reichen 5 bis 10 Minuten aus, um den Körper auf das funktionelle Rückentraining einzustimmen. Fangen Sie an zu schwitzen, ist Ihr Körper erwärmt.

Trainieren Für ein erfolgreiches Training ist es wichtig, dass Sie regelmäßig trainieren und Ihr Rücken-Workout planen. Trainingsanfänger starten mit 5 bis 6 Übungen und wiederholen diese 2 Mal. Wer bereits Trainingserfahrung hat, kann die Übungsanzahl und den Schwierigkeitsgrad an seinen aktuellen Leistungsstand anpassen. Schätzen Sie sich realistisch ein. Weitere Informationen zu Trainingslänge, Übungsanzahl und den Pausenzeiten finden Sie im Kapitel „Wie häufig und wie lange soll ich trainieren?“.
Viele Übungen aus dem Praxisteil können in unterschiedlichen Schwierigkeitsstufen ausgeführt werden. Trainingsanfänger beginnen immer mit der leichtesten Übungsvariante. Weiterhin ist die Verwendung von Gewichten, zum Beispiel Kurzhanteln oder Gewichtsbällen, möglich. Somit ist die Schwierigkeitsstufe nicht nur übungsspezifisch, sondern auch abhängig vom verwendeten Gewicht.

Entspannen Die Trainingseinheit endet mit einem Cool down. Mit dem Cool down senken Sie die Herzfrequenz, normalisieren die Atmung und signalisieren der Muskulatur, dass das Training beendet ist. Kurz gesagt, alle Körperfunktionen

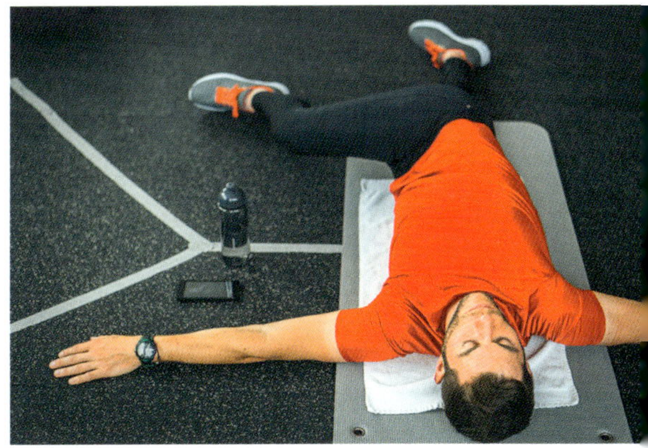

werden auf das normale Maß heruntergefahren. Idealerweise führen Sie statische Dehnübungen oder ein passives Faszientraining durch Selbstmassage mit der Faszienrolle oder dem Faszienball aus. Planen Sie für das Cool down 10 bis 15 Minuten ein. Beim statischen Dehnen bringen Sie die Muskulatur langsam in die Dehnposition und halten diese dann 20 bis 30 Sekunden.

Achten Sie in den Stunden nach dem Training auf eine ausreichende Flüssigkeitszufuhr in Form von Wasser sowie eine eiweißreiche Ernährung durch mageres Fleisch, Fisch, Hülsenfrüchte und Nüsse. Die Kombination aus Wasser und Protein hilft Ihrer Muskulatur nach der Trainingsbelastung dabei, sich möglichst schnell wieder zu entspannen und unterstützt die Muskelregeneration.

Wie häufig und wie lange soll ich trainieren?

Die im Praxisteil dargestellten und beschriebenen funktionellen Rückenübungen ermöglichen es Ihnen, ein wirkungsvolles und zugleich zeiteffizientes Rücken- und Ganzkörpertraining auszuführen. Die Trainingshäufigkeit und der Trainingsumfang sind immer abhängig von Ihrem Leistungsstand.

Beispiel-Trainingsplan für Einsteiger

- **Trainingsziel:** Ganzkörperkräftigung, Schwerpunkt Rumpfmuskulatur
- **Trainingshäufigkeit:** 2 Trainingseinheiten pro Woche, 2 Ruhetage zwischen den Trainingseinheiten
- **Trainingsumfang:** 5 bis 10 Minuten Warm-up, 15 bis 25 Minuten funktionelles Rückentraining, 10 Minuten Cool down
- **Anzahl der funktionellen Rückenübungen:** 5 bis 6
- **Übungsdauer:** 20 bis 30 Sekunden, spricht die Übung nur eine Körperseite an, so wechseln Sie nach ca. 20 Sekunden die Seite
- **Anzahl der Übungsdurchgänge:** 2 pro Übung
- **Pausen zwischen den Übungen:** 60 bis 90 Sekunden
- **Geräte:** keine

Beispiel-Trainingsplan für Fortgeschrittene

- **Trainingsziel:** Kräftigung der Rumpfmuskulatur, des oberen Rückens und der Schultermuskulatur
- **Trainingshäufigkeit:** 3 Trainingseinheiten pro Woche, 1 bis 2 Ruhetage zwischen den Trainingseinheiten
- **Trainingsumfang:** 5 bis 10 Minuten Warm-up, 30 bis 40 Minuten funktionelles Rückentraining, 10 Minuten Cool down
- **Funktionelles Rückentraining nach dem Zirkelprinzip:**
  - Übungsanzahl: 7 bis 10
  - Übungsdauer: ca. 60 Sekunden, spricht die Übung nur eine Körperseite an, wechseln Sie nach 30 Sekunden die Seite
  - Pausen zwischen den Übungen: 30 Sekunden
  - Pause nach allen Übungen: 3 bis 4 Minuten
  - Anschließend starten Sie einen zweiten Zirkeldurchlauf
- **Geräte:** Kurzhantel, Gewichtsball, Fitnessband, Pilates- oder Faszienrolle

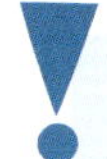

Achten Sie beim Training mit Gewichten oder Widerständen darauf, dass Sie die Übung technisch korrekt ausführen. Trainieren Sie nicht nach Zeit, so wählen Fortgeschrittene ein Gewicht beziehungsweise beim Fitnessband einen Widerstand, mit dem Sie die Übung 8 bis 12 Mal wiederholen können.
Einsteiger können zuerst auch die Muskelausdauer trainieren. Das bedeutet, Sie wählen Gewichte oder Widerstände, die es Ihnen ermöglichen, die Übung 15 Mal und häufiger zu wiederholen. Beispiel-Workouts für Einsteiger und Fortgeschrittene finden Sie ab Seite 108.

Wann ändere ich meine Übungsauswahl?

Nach 4 bis 6 Wochen regelmäßigem Training haben sich die Muskeln an die Belastungen gewöhnt. Der Köper wird nicht mehr entsprechend seines Leistungsstands gefordert und der Muskulatur fehlen neue Trainingsreize. Es wird Zeit, dass Sie Ihren Trainingsplan umbauen und neue Übungen integrieren. Zuerst ändern Sie die Übungsreihenfolge, dann ersetzen Sie die Übungen, die Ihnen am leichtesten fallen, durch neue Übungen. Alternativ können Sie die bestehenden Übungen auf das nächste Level heben, indem Sie zum Beispiel mit Hanteln oder Fitnessbändern trainieren, sofern das bei den jeweiligen Übungen möglich ist.

Wie passe ich die Übungen meinem Trainingsstand an?

Sie finden Übungen zu schwierig oder zu einfach? Schon durch kleine Details wie Drehungen der Arme oder durch leichte Änderungen im Bewegungsablauf kann eine Übung leichter oder schwerer werden. Beachten Sie in diesem Zusammenhang auch die zu den einzelnen Übungen angebotenen Varianten. Zudem haben Sie immer die Möglichkeit, den Schwierigkeitsgrad der Übungen individuell anzupassen, indem Sie zum Beispiel

- mit oder ohne Kleingeräte (Gewichte, Widerstandsbänder) trainieren,
- den Winkel der einwirkenden Kräfte verändern,
- mit unterschiedlichen Bewegungsgeschwindigkeiten trainieren,
- die Komplexität von Bewegung abwandeln oder
- die Stabilitätsanforderungen verändern.

Funktionelle Rückenübungen sind für Jung und Alt sowie jedes Leistungsniveau geeignet. Vorhandene Einschränkungen oder Beschwerden können immer berücksichtigt werden.
Falls Sie Motivation benötigen oder es Ihnen schwer fällt, allein zu trainieren, so empfehle ich Ihnen das Training mit einem Partner. Ein Training zu zweit spornt an, macht Spaß und hilft, Fehler bei der Übungsausführung zu erkennen.

Was muss ich beim Training beachten?

Ob Anfänger oder fortgeschritten, beachten Sie immer die folgenden Übungshinweise:

- Die technisch korrekte Übungsausführung ist von fundamentaler Bedeutung für ein gesundheitsorientiertes und zugleich effektives funktionelles Rückentraining.
- Trainieren Sie Muskeln und die beteiligten Gelenke nach Möglichkeit in ihrem vollen Bewegungsumfang.
- Führen Sie alle Drehungen, Rotations-, Hebe- und Streckbewegungen ohne Schwung und mit einer gleichmäßigen Bewegungsgeschwindigkeit aus.
- Halten Sie während der Übungsausführung permanent die Rumpfmuskulatur (Core-Muskulatur) aktiv, indem Sie den Bauchnabel nach innen ziehen. Die tiefen Muskeln lassen sich nicht willkürlich anspannen. Sie kontrahieren reflexartig, wenn Sie den Körper in eine instabile Position bringen.
- Achten Sie bei Übungen im Stand darauf, dass Ihre Knie leicht gebeugt und nicht durchgedrückt sind. Spannen Sie die Gesäßmuskulatur leicht an.
- Auch bei Verspannungen im Schulter- und Nackenbereich oder im Rücken können Sie trainieren. Legen Sie dann bereits beim Warm-up einen Schwerpunkt auf diese Bereiche.
- Passen Sie Übungsdauer und -intensität fortlaufend Ihrem Trainingsstand an. Muskeln bauen sich nur dann auf, wenn sie regelmäßig über die gewohnten Belastungen hinaus beansprucht werden.
- Die Atmung spielt beim Training eine wichtige Rolle. In der Startposition atmen Sie ein und mit der Bewegung zur Endposition aus. Mit der Bewegung zurück zur Startposition atmen Sie wieder ein. Atmen Sie langsam und kontrolliert und vermeiden Sie Pressatmung und ein Anhalten der Luft bei Belastungen.
- Sollte die Ausführung einzelner Übungen größere Probleme bereiten oder Schmerzen verursachen, so besprechen Sie die Übungen mit Ihrem Arzt oder Physiotherapeuten.
- Bei Vorerkrankungen (Herz-Kreislauferkrankungen, Bandscheibenvorfällen, Gelenkerkrankungen) oder frischen Operationen lassen Sie sich vor Trainingsbeginn von Ihrem Arzt oder Orthopäden beraten.

Welche Kleingeräte können zum Einsatz kommen?

Je nach Trainingsstand und Bedarf verwenden Sie verschiedene Kleingeräte, um Ihr Rücken-Workout zu intensivieren und abwechslungsreich zu gestalten.

Kurzhantel

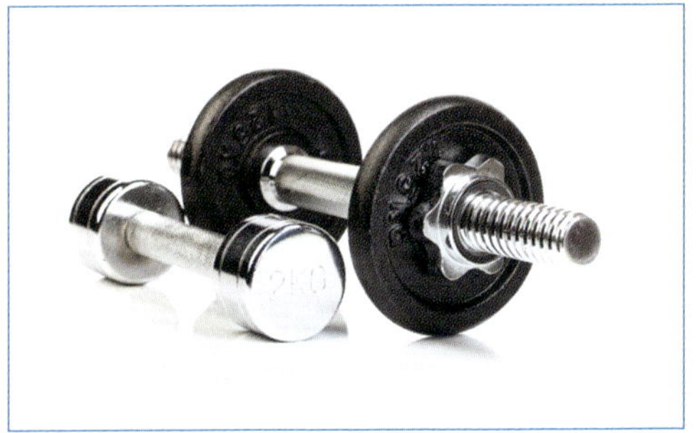

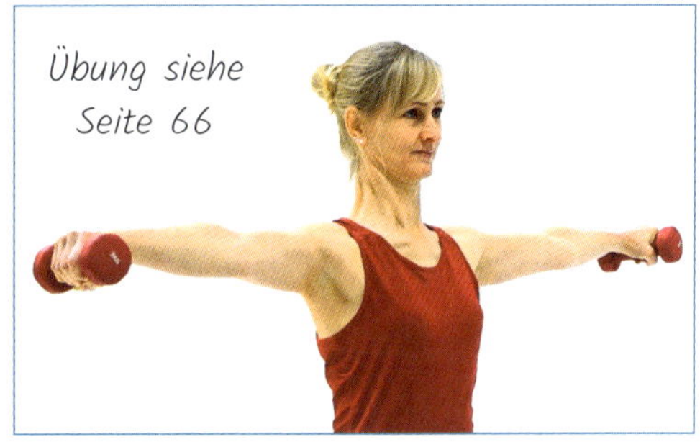

Übung siehe Seite 66

Kurzhanteln werden mit festem und variablem Gewicht in großer Auswahl im Handel angeboten. Insbesondere Hanteln mit festem Gewicht gibt es in kleinen aufsteigenden Gewichtsabstufungen ab 0,5 Kilogramm. Sie kommen häufig in der Gymnastik und Aerobic zum Einsatz. Hanteln mit veränderbarem Gewicht bestehen aus einzelnen Gewichtsscheiben und einer Hantelstange. Durch Hinzufügen von weiteren Gewichtsscheiben können Sie das Gesamtgewicht der Hantel an Ihr Trainingslevel und die Übungen anpassen. Daher eigenen sich die Hanteln für Einsteiger und Fortgeschrittene gleichermaßen.

Medizinball/Gewichtsball

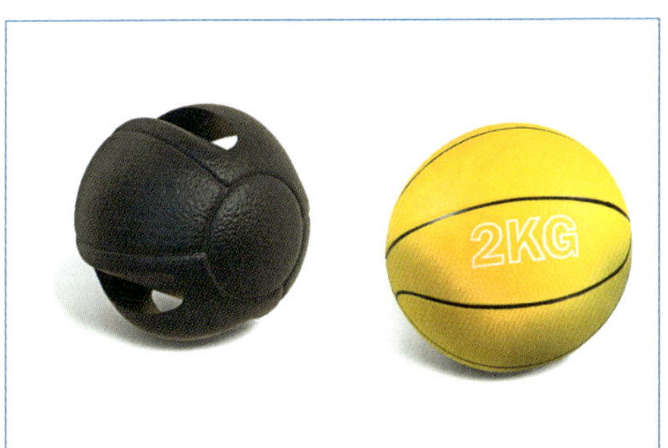

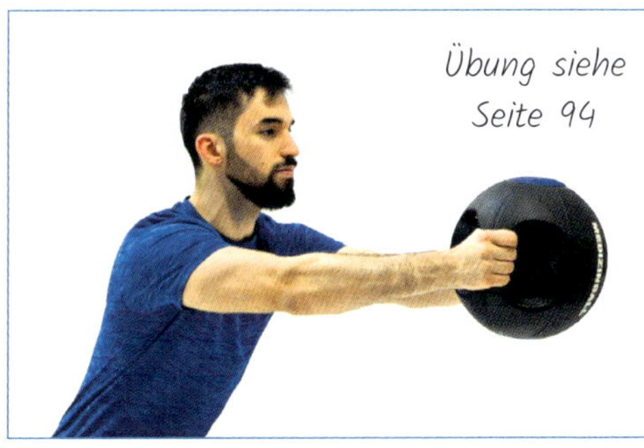

Übung siehe Seite 94

Medizinbälle werden schon seit Jahrzehnten im Muskelaufbautraining, aber auch im Rehabilitationssport eingesetzt. Die modernen Ballformen unterscheiden sich meist nur im Aussehen und Material von den früheren Lederbällen. Sie werden aus Kunststoff gefertigt, besitzen gute Sprungeigenschaften, sind sehr robust und auch mit Griffen erhältlich. Mit oder ohne Griffe, es gibt die modernen Medizinbälle in Gewichtsabstufungen von 1 bis 15 Kilogramm.

Fitnessband

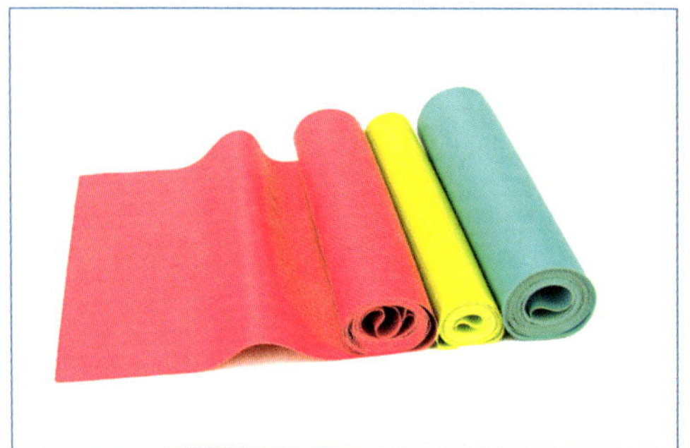

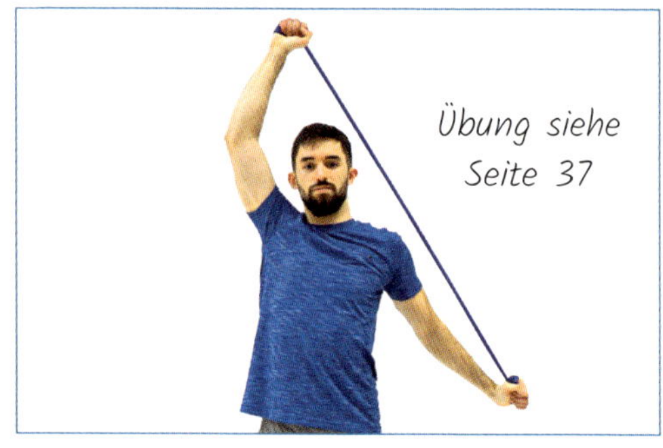

Fitnessbänder gibt es in unterschiedlichen Ausführungen, Längen und Stärken. Die Bänder sind echte Multitalente und lassen sich je nach Form und Stärke in den unterschiedlichsten Bereichen vom Rehabilitationssport über den Freizeitsport bis zum Profisport einsetzen. Die bekannteste Marke ist das TheraBand, welche zum Synonym für elastische Widerstandsbänder geworden ist. Welches Band Sie auch verwenden, der progressive Widerstand ist allen Bändern gemeinsam. Je stärker Sie das Band dehnen, desto größer wird der Widerstand und Sie müssen mehr Kraft aufwenden.

Gymnastikstab

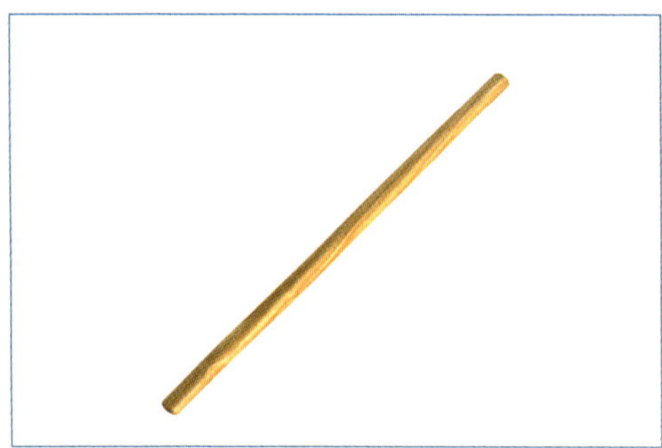

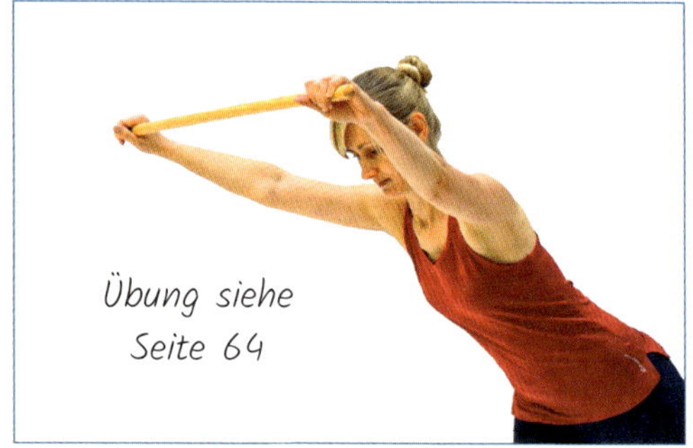

Gymnastikstäbe sind sehr vielfältig einzusetzen und eignen sich hervorragend für Übungen zur Haltungsschulung sowie für Gleichgewichts- und Koordinationsübungen. Im funktionellen Rückentraining nutzen wir den Stab hauptsächlich zur Bewegungskontrolle, da Sie mithilfe des Stabes Bewegungen kontrollierter ausführen können.
Im Handel finden Sie Gymnastikstäbe in verschiedenen Stärken und Längen. In der Regel werden sie aus Holz gefertigt.

Faszienrolle/Pilatesrolle

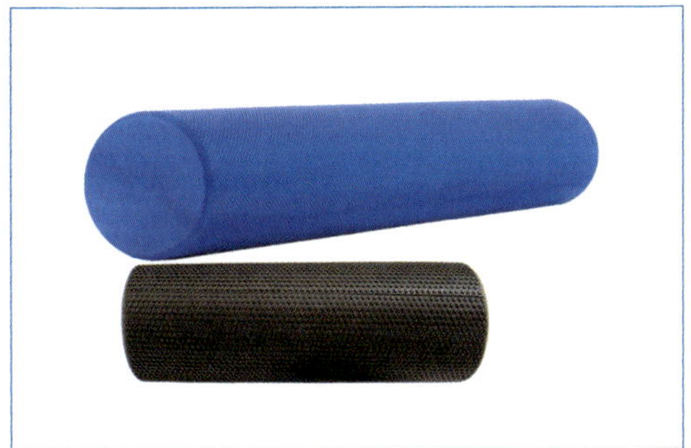

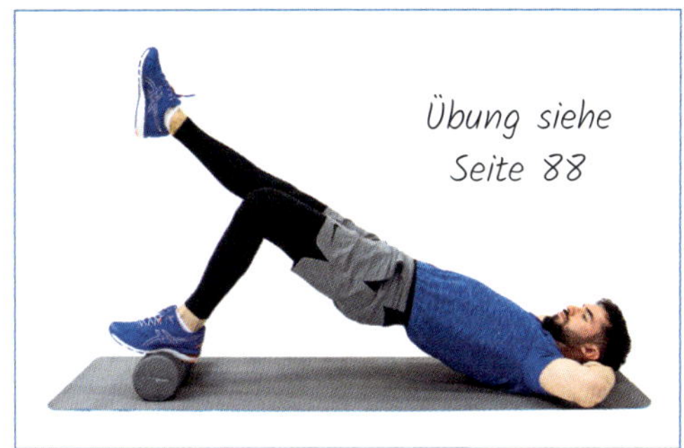

Für Balance- und Stabilisationsübungen eignen sich Pilates- oder Faszienrollen. Die Kombination aus instabilen Elementen und dem Training mit dem eigenen Körpergewicht spricht sehr gut die stabilisierende Muskulatur an. Das Ausbalancieren des Körpers ist ein zentraler Bestandteil des funktionellen Rückentrainings.

Sie können beide Rollenarten beim Training benutzen. Die Rollen unterscheiden sich in der Härte und Länge. Pilatesrollen sind meist etwas weicher als Faszienrollen und haben eine Länge von 90 Zentimetern. Faszienrollen sind zwischen 30 und 40 Zentimetern lang. Sie können die Rollen auch für Entspannungsübungen oder eine Selbstmassage nutzen, um Verspannungen zu lösen und die Regeneration beanspruchter Muskeln zu beschleunigen.

PRAXIS

FUNKTIONELLE RÜCKENÜBUNGEN

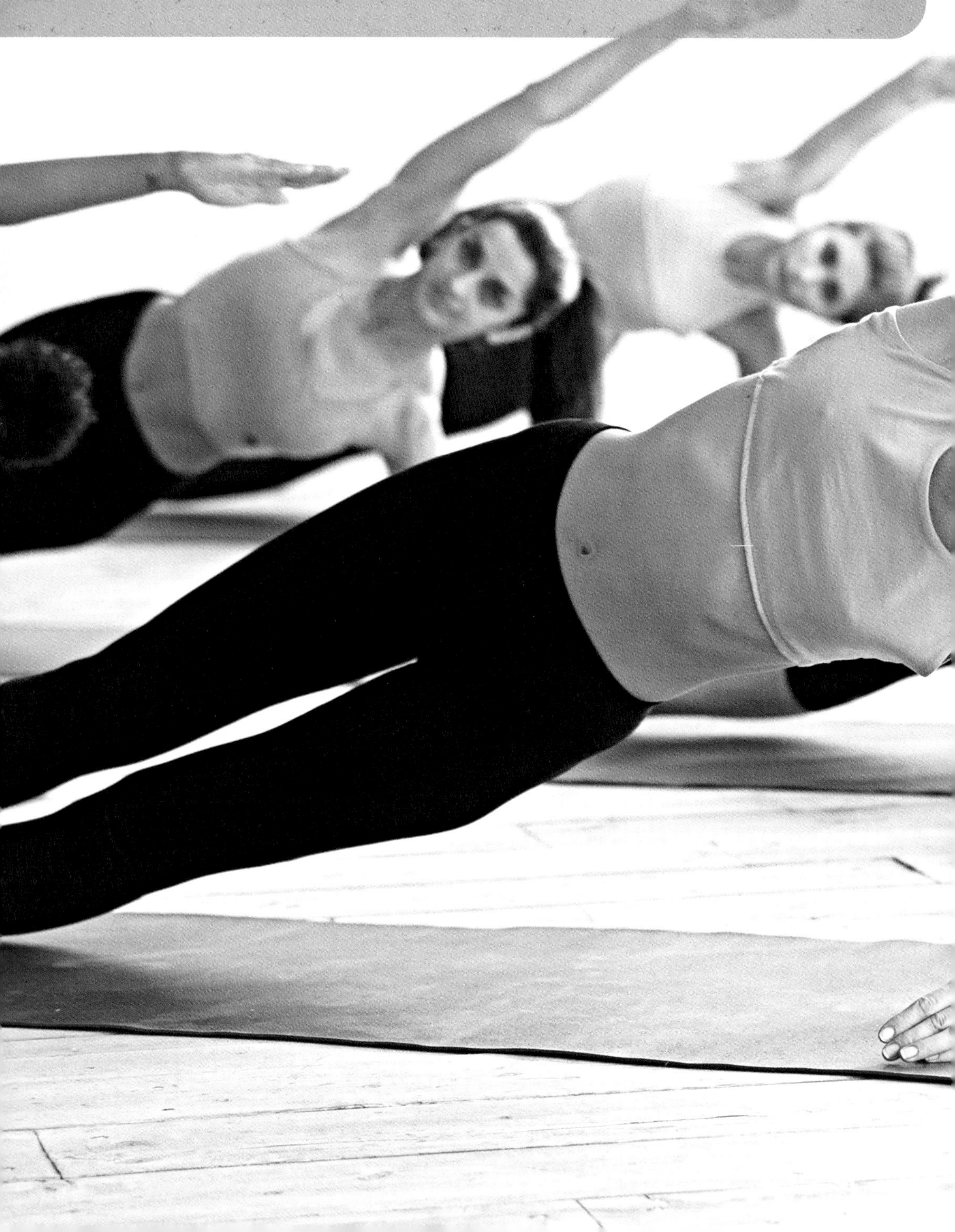

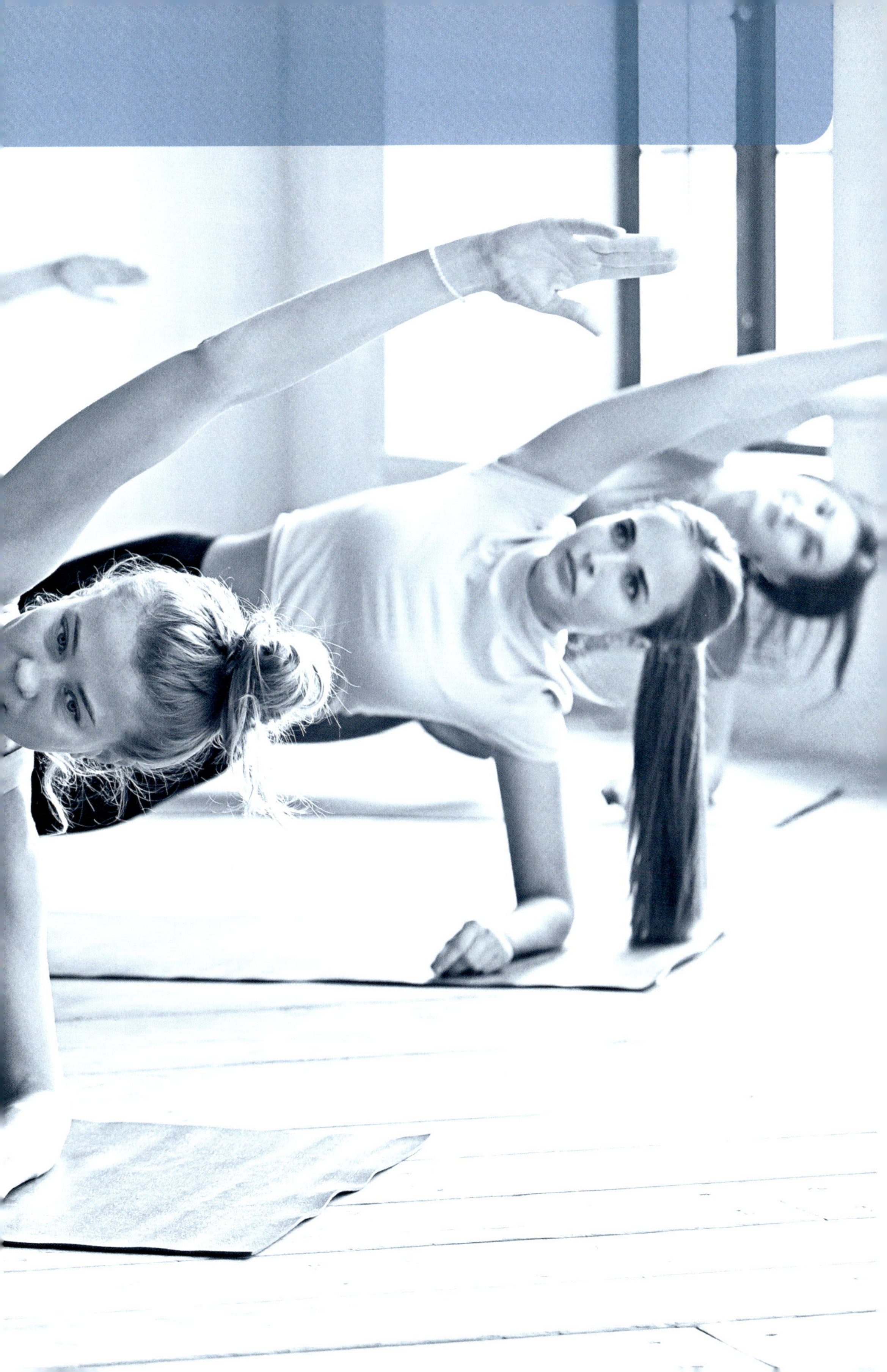

1 Armheben im tiefen Ausfallschritt

Zielmuskulatur

- ✓ Schulter- und obere Rückenmuskulatur
- ✓ Rumpfmuskulatur

Wirkung

- ✓ Stärkt Rücken- und Schultermuskulatur
- ✓ Verbessert Überkopfbeweglichkeit
- ✓ Trainiert Gleichgewicht, Körperstabilität und Koordination

Arme, Rumpf und rechter Oberschenkel in einer Linie
Oberkörper aufrichten
Core ist aktiv
90-Grad-Winkel
Brustbein heben
Fußspitze aufsetzen
Knie am Boden
1
2

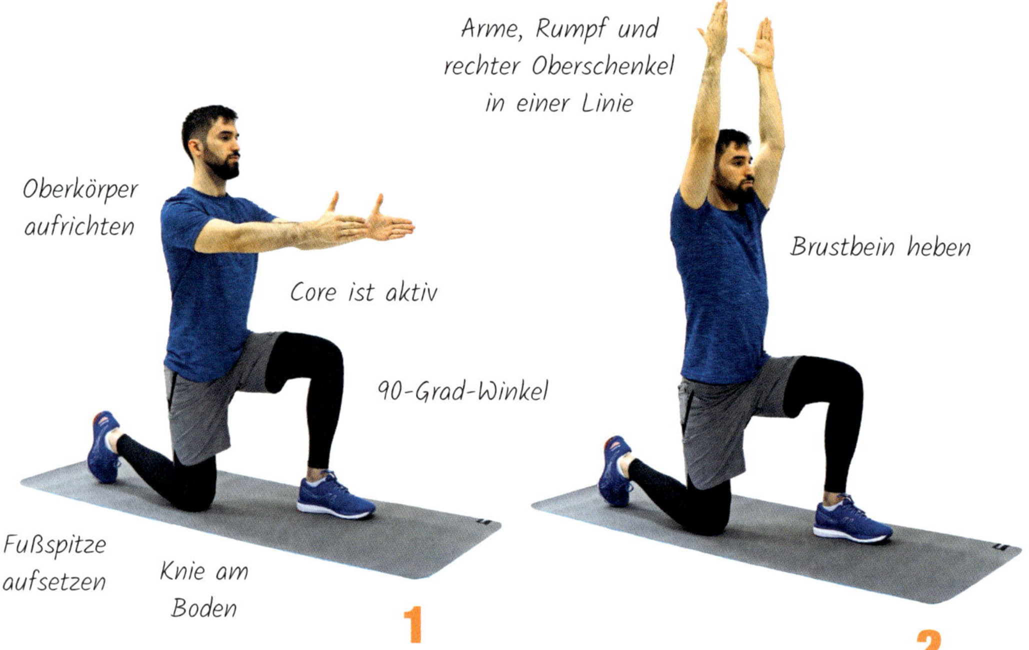

1 Startposition Im hüftbreiten Stand machen Sie mit dem rechten Fuß einen Ausfallschritt nach hinten, beugen die Knie um 90 Grad und setzen das rechte Knie am Boden auf. Für mehr Stabilität stellen Sie die rechte Fußspitze auf und drücken sie in den Boden. Sie richten den Oberkörper auf. Dann strecken Sie beide Arme nach vorn aus und drehen die Handflächen zueinander.

2 Ausführung Sie führen die gestreckten Arme nach oben, bis sie eine Linie mit dem Oberkörper und dem rechten Oberschenkel bilden. Der Nacken ist gestreckt, der Blick wird nach vorn gerichtet. Halten Sie kurz die Streckposition. Dann senken Sie die Arme langsam bis auf Schulterhöhe ab und heben sie erneut an. Nach mehreren Wiederholungen wechseln Sie die Beinposition und führen einen zweiten Übungssatz aus.

Arme auf
Schulterhöhe
gestreckt
Arme, Rumpf und
rechter Oberschenkel
in einer Linie
Core ist aktiv
90-Grad-Winkel
Knie am Boden
Brustbein
heben

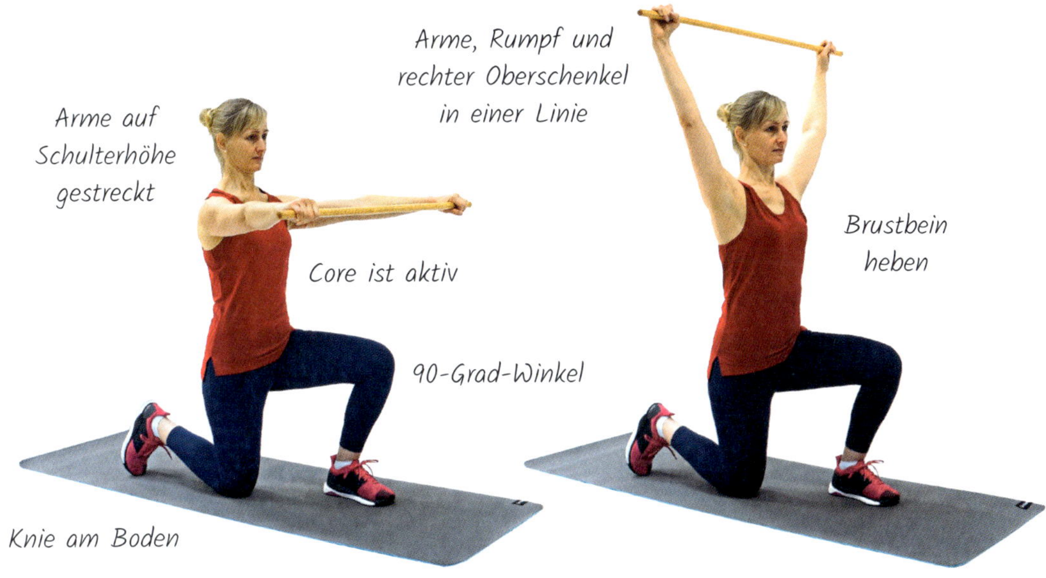

V

V Übungsvariante Sie vereinfachen die Übung, indem Sie mit einem Gymnastikstab trainieren. Durch den Stab können Sie die Arme besser führen und die Streckposition leichter halten.

2 Fitnessband seitlich über den Kopf ziehen im tiefen Ausfallschritt

Zielmuskulatur
- ✓ Schulter- und Armmuskulatur
- ✓ Obere Rückenmuskulatur
- ✓ Rumpfmuskulatur

Wirkung
- ✓ Kräftigt die Core-Muskulatur
- ✓ Stärkt Rücken- und Schultermuskulatur
- ✓ Fördert die Schulterbeweglichkeit
- ✓ Verbessert Gleichgewicht und Körperstabilität

Arme nicht durchstrecken
Core ist aktiv
90-Grad-Winkel
Fußspitze aufsetzen
Knie am Boden
1
Band zur Seite des vorderen Beins ziehen
Oberkörper gerade halten
2

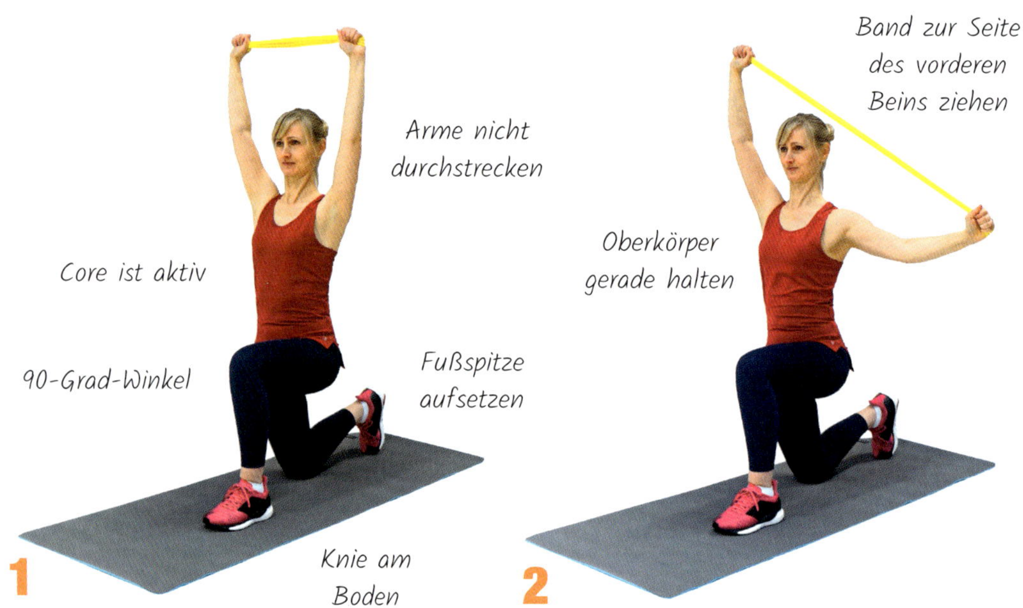

1 Startposition Im hüftbreiten Stand machen Sie mit dem rechten Fuß einen Ausfallschritt nach hinten, beugen die Knie um 90 Grad und setzen das rechte Knie am Boden auf. Für mehr Stabilität stellen Sie die rechte Fußspitze auf und drücken sie in den Boden. Dann greifen Sie das Fitnessband etwa schulterbreit, bringen es auf Vorspannung und führen die Arme über den Kopf nach oben. Halten Sie die Ellenbogen ganz leicht gebeugt.

2 Ausführung Ziehen Sie den linken Arm gegen den Bandwiderstand über die Seite des vorderen linken Beins nach unten. Am tiefsten Punkt halten Sie kurz die Position. Führen Sie dann den Arm langsam zurück zur Startposition. Halten Sie die Ellenbogen leicht gebeugt und den Oberkörper gerade. Nach mehreren Wiederholungen wechseln Sie die Beinposition und führen den zweiten Übungssatz mit dem rechten Arm aus.

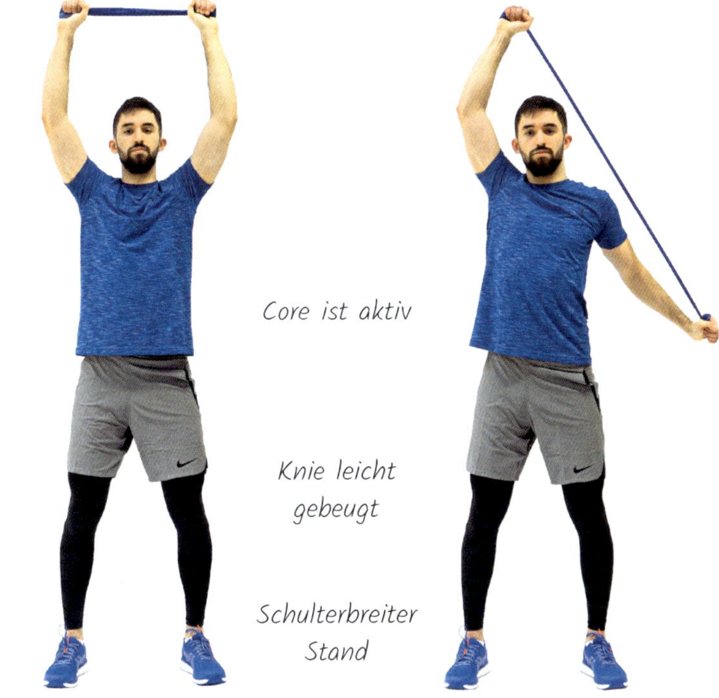

V Übungsvariante Sie vereinfachen die Übung, indem Sie im schulterbreiten Parallelstand trainieren. Die Übungsausführung mit dem Fitnessband entspricht der Variante im Ausfallschritt. Sie ziehen den Arm seitlich gegen den Bandwiderstand so weit wie möglich nach unten. Achten Sie in der Standposition darauf, dass die Knie leicht gebeugt und die Bauch- und Gesäßmuskulatur angespannt sind. Der Oberkörper darf während der Zugbewegung nicht verdreht werden. Wechseln Sie die Seite.

3 Einseitige Drehung mit Fitnessband im tiefen Ausfallschritt

Zielmuskulatur

- ✓ Rumpfmuskulatur (Rückenstreckmuskulatur, Bauchmuskeln)
- ✓ Schulter- und obere Rückenmuskulatur

Wirkung

- ✓ Stärkt Rücken- und Schultermuskulatur
- ✓ Kräftigt die Core-Muskulatur
- ✓ Verbessert die Rumpfbeweglichkeit
- ✓ Trainiert Gleichgewicht und Körperstabilität

Core ist aktiv
90-Grad-Winkel
Fußspitze aufsetzen
Knie am Boden
1

Drehung zur Seite des vorderen Beins
Kopf folgt der Drehbewegung
Hüften bleiben nach vorn gerichtet
2

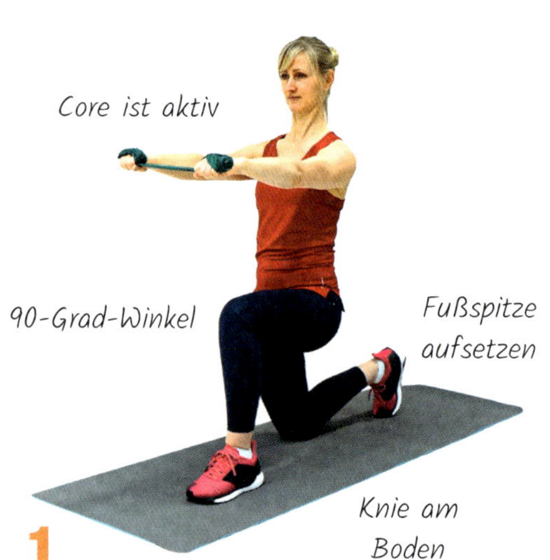

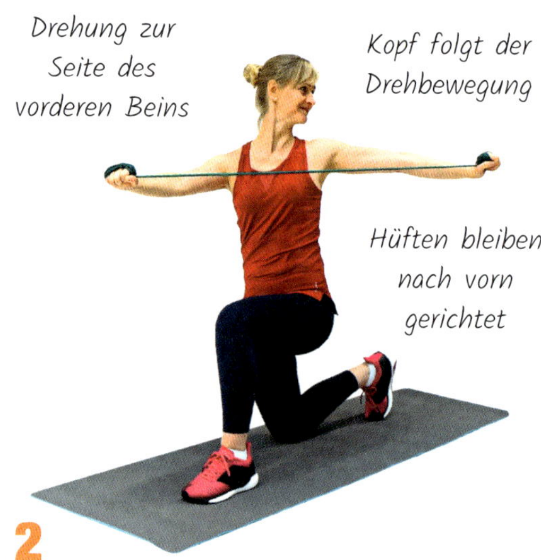

1 Startposition Im hüftbreiten Stand machen Sie mit dem rechten Fuß einen Ausfallschritt nach hinten, beugen die Knie um 90 Grad und setzen das rechte Knie am Boden auf. Für mehr Stabilität stellen Sie die rechte Fußspitze auf und drücken sie in den Boden. Dann greifen Sie das Fitnessband etwa schulterbreit, bringen es auf Vorspannung und strecken die Arme auf Schulterhöhe nach vorn aus.

2 Ausführung Ziehen Sie den linken Arm gegen den Bandwiderstand linksseitig auf Schulterhöhe so weit wie möglich nach hinten. Der Oberkörper dreht leicht ein, der Kopf folgt der Drehung, Sie blicken zur linken Hand. Halten Sie die Hüfte stabil und nach vorn gerichtet.
Dann führen Sie den Arm langsam wieder zur Startposition zurück, Oberkörper und Kopf folgen. Halten Sie das Fitnessband durchgehend unter Spannung. Nach mehreren Wiederholungen wechseln Sie die Beinposition und führen die Drehung gegen den Bandwiderstand rechtsseitig aus.

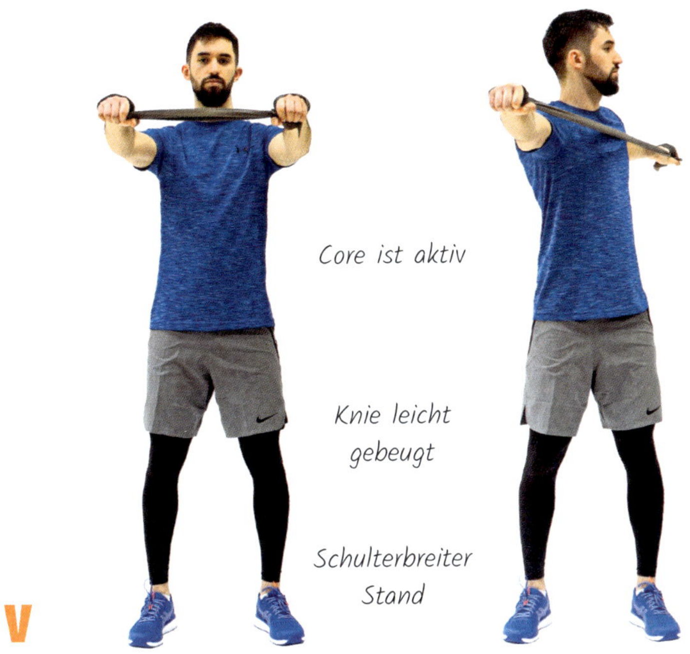

V Übungsvariante Sie vereinfachen die Übung, indem Sie im schulterbreiten Parallelstand trainieren. Die Übungsausführung entspricht der Variante im Ausfallschritt. Sie ziehen den linken Arm gegen den Bandwiderstand auf Schulterhöhe seitlich nach hinten. Oberkörper und Kopf folgen der Bewegung, die Hüfte bleibt nach vorn gerichtet. Halten Sie die Knie leicht gebeugt und die Bauch- und Gesäßmuskulatur angespannt. Wechseln Sie die Seite.

4 Seitbeugen im tiefen Ausfallschritt

Zielmuskulatur
- ✓ Rumpfmuskulatur (Rückenstreckmuskulatur, seitliche Bauchmuskeln)

Wirkung
- ✓ Kräftigt die Core-Muskulatur
- ✓ Verbessert die Rumpfbeweglichkeit
- ✓ Trainiert Gleichgewicht und Körperstabilität

Hände seitlich am Kopf fixieren
Core ist aktiv
Fußspitze aufsetzen
90-Grad-Winkel
Knie am Boden
1
Seitbeugen zur Seite des vorderen Beins
Oberkörper bleibt aufrecht
2

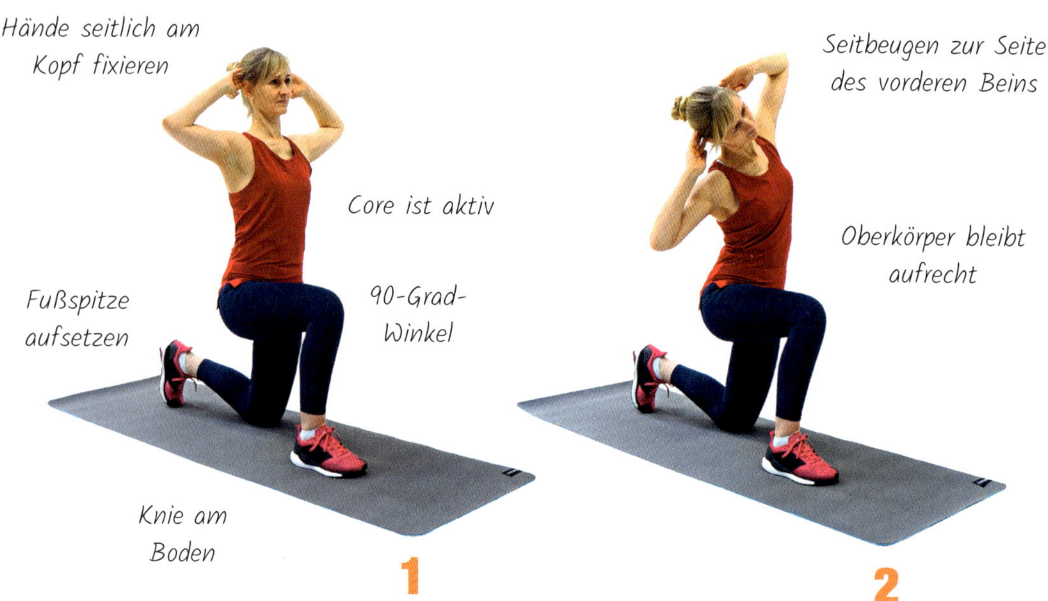

1 Startposition Im hüftbreiten Stand machen Sie mit dem linken Fuß einen Ausfallschritt nach hinten, beugen die Knie um 90 Grad und setzen das linke Knie am Boden auf. Für mehr Stabilität stellen Sie die linke Fußspitze auf und drücken sie in den Boden. Sie strecken den Oberkörper, winkeln die Arme an und stellen die Fingerspitzen seitlich am Kopf auf.

2 Ausführung Beugen Sie den Oberkörper so tief wie möglich zur Seite des vorderen rechten Beins. Dann richten Sie sich wieder auf und wiederholen die Seitbeugung mehrmals auf der rechten Seite. Achten Sie darauf, dass der Oberkörper nicht seitlich verdreht oder nach vorn gebeugt wird. Führen Sie die Beugung langsam und kontrolliert aus. Nach mehreren Wiederholungen wechseln Sie die Beinposition und führen den zweiten Übungssatz zur linken Seite aus.

5 Seitbeugen mit Gewicht im Stand

Zielmuskulatur

- ✓ Rumpfmuskulatur (Rückenstreckmuskulatur, seitliche Bauchmuskeln)
- ✓ Schulter- und obere Rückenmuskulatur

Wirkung

- ✓ Kräftigt die Core-Muskulatur
- ✓ Verbessert die Rumpf- und Überkopfbeweglichkeit
- ✓ Stärkt Rücken- und Schultermuskulatur

Arme nicht durchstrecken
Core ist aktiv
Schulterbreiter Stand
1
Nacken ist gestreckt
Oberkörper bleibt aufrecht
Oberkörper nicht verdrehen
2

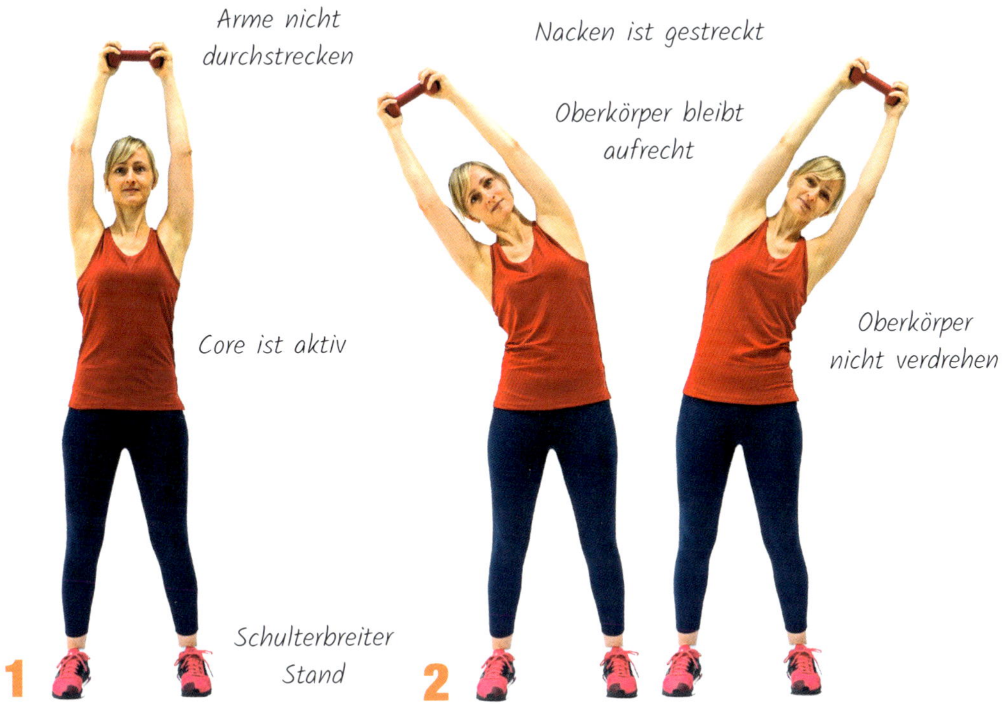

1 Startposition Im hüft- bis schulterbreiten Stand greifen Sie ein Gewicht mit beiden Händen und strecken die Arme über den Kopf nach oben. Die Handflächen zeigen zueinander, Sie halten die Arme leicht gebeugt.

2 Ausführung Spannen Sie die Rumpfmuskulatur an und beugen Sie den Oberkörper so tief wie möglich zur rechten Seite. Vermeiden Sie Drehungen des Rumpfes und lassen Sie die Arme nicht nach vorn absinken. Dann kehren Sie zur Startposition zurück und wiederholen die Rumpfbeuge auf der linken Seite. Sie trainieren im ständigen Wechsel der Seiten. Führen Sie die Neigebewegungen langsam und kontrolliert aus.

6 Seitbeugen mit Gewicht im tiefen Ausfallschritt

Zielmuskulatur

- ✓ Rumpfmuskulatur (Rückenstreckmuskulatur, seitliche Bauchmuskeln)
- ✓ Schulter- und obere Rückenmuskulatur

Wirkung

- ✓ Kräftigt die Core-Muskulatur
- ✓ Verbessert die Rumpf- und Überkopfbeweglichkeit
- ✓ Stärkt Rücken- und Schultermuskulatur
- ✓ Trainiert Gleichgewicht und Körperstabilität

Arme nicht durchstrecken
Core ist aktiv
90-Grad-Winkel
Fußspitze aufsetzen
Knie am Boden
1
Seitbeugen zur Seite des vorderen Beins
Oberkörper bleibt aufrecht
Nacken ist gestreckt
2

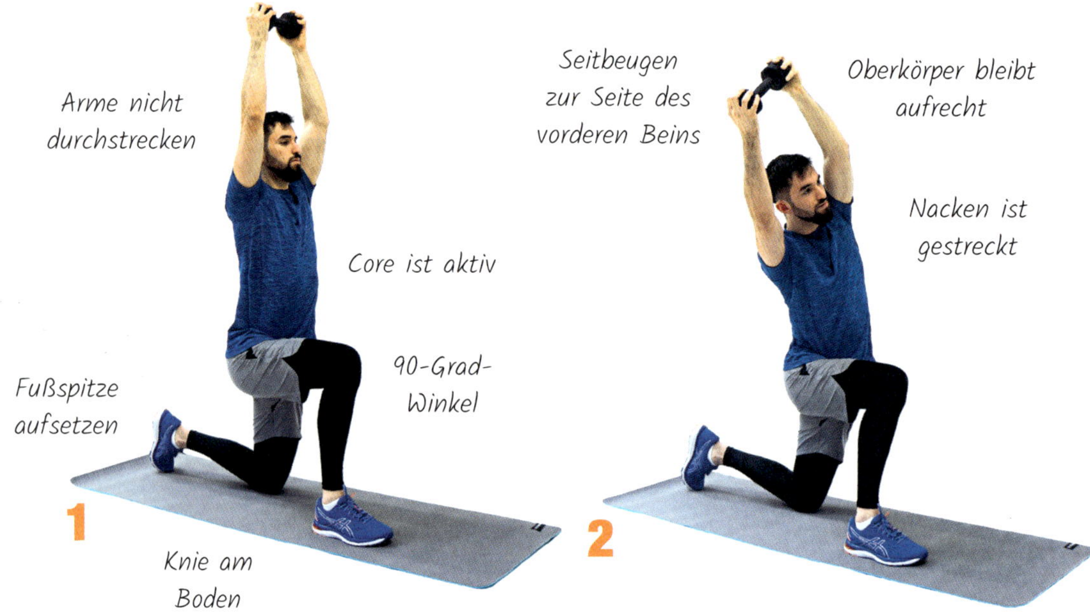

1 Startposition Im hüftbreiten Stand machen Sie mit dem linken Fuß einen Ausfallschritt nach hinten, beugen die Knie um 90 Grad und setzen das linke Knie am Boden auf. Für mehr Stabilität stellen Sie die linke Fußspitze auf und drücken sie in den Boden. Sie umfassen mit beiden Händen ein Gewicht und heben die Arme über den Kopf.

2 Ausführung Beugen Sie den Oberkörper langsam so tief wie möglich zur Seite des vorderen rechten Beins und halten Sie dabei die Arme möglichst gestreckt. Dann richten Sie sich langsam wieder auf und wiederholen die Seitbeuge mehrmals. Anschließend wechseln Sie die Beinposition und absolvieren die Seitbeuge linksseitig. Achten Sie darauf, dass der Oberkörper nicht seitlich verdreht und die Arme vorderseitig abgesenkt werden. Führen Sie die Neigebewegungen langsam und kontrolliert aus.

7 Rumpfdrehen im tiefen Ausfallschritt

Zielmuskulatur
- ✓ Rumpfmuskulatur (Rückenstreckmuskulatur, seitliche Bauchmuskeln)

Wirkung
- ✓ Kräftigt die Core-Muskulatur
- ✓ Verbessert die Rumpfbeweglichkeit
- ✓ Trainiert Gleichgewicht und Körperstabilität

Hände seitlich am Kopf fixieren
Core ist aktiv
Fußspitze aufsetzen
90-Grad-Winkel
Knie am Boden
1
Nacken ist gestreckt
Drehung zur Seite des vorderen Beins
Oberkörper bleibt aufrecht
2

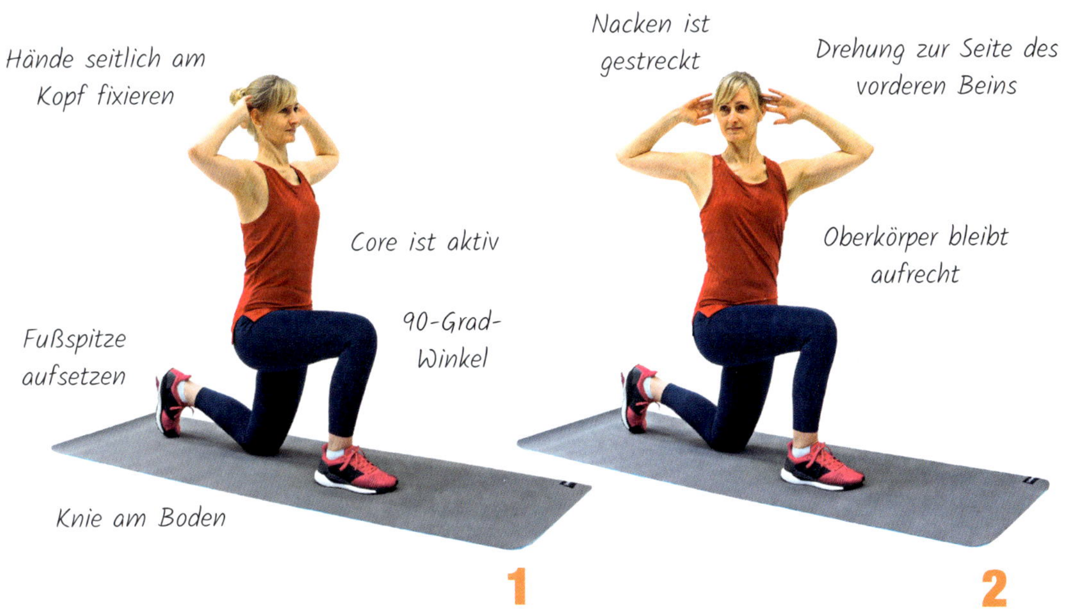

1 Startposition Im hüftbreiten Stand machen Sie mit dem linken Fuß einen Ausfallschritt nach hinten, beugen die Knie um 90 Grad und setzen das linke Knie am Boden auf. Für mehr Stabilität stellen Sie die linke Fußspitze auf und drücken sie in den Boden. Sie strecken den Oberkörper, winkeln die Arme an und stellen die Fingerspitzen seitlich am Kopf auf.

2 Ausführung Drehen Sie den Oberkörper so weit wie möglich zur Seite des vorderen rechten Beins ein. Der Kopf folgt der Drehbewegung. Versuchen Sie mit jeder Drehung den Bewegungsradius zu vergrößern. Halten Sie den Rücken gerade und die Rumpfmuskulatur angespannt. Führen Sie die Drehungen langsam und kontrolliert aus. Nach mehreren Wiederholungen wechseln Sie die Beinposition und führen das Rumpfdrehen linksseitig aus.

8 Rumpfdrehen mit Gewicht im Stand

Zielmuskulatur

- ✓ Rumpfmuskulatur (Rückenstreckmuskulatur, gesamte Bauchmuskulatur)
- ✓ Brust- und Schultermuskulatur
- ✓ Rückenmuskulatur
- ✓ Trizeps

Wirkung

- ✓ Kräftigt die Core-Muskulatur
- ✓ Trainiert den gesamten Oberkörper
- ✓ Fördert Gleichgewicht und Körperstabilität

Schulterbreiter Stand
Knie leicht gebeugt
Core ist aktiv
1
Ellenbogen leicht gebeugt
Becken ist nach vorn gerichtet
2

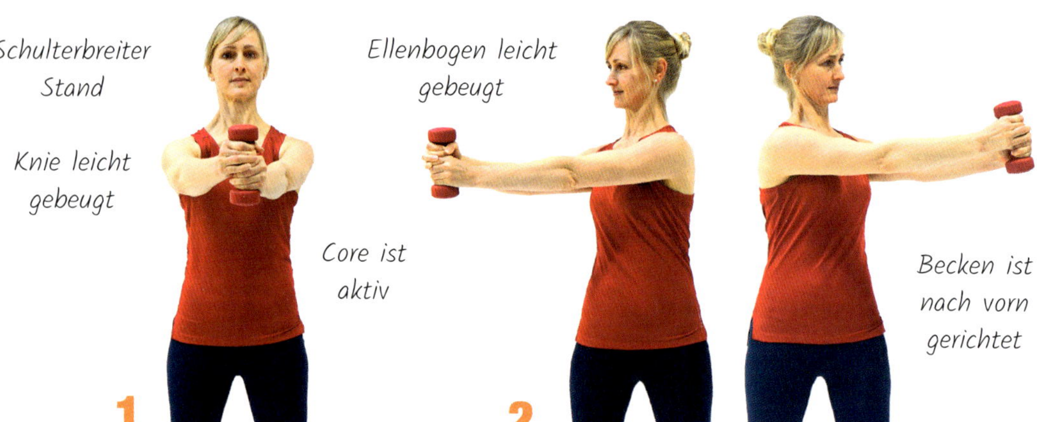

1 Startposition Im schulterbreiten aufrechten Stand greifen Sie mit beiden Händen ein Gewicht und halten die Arme vor dem Körper. Sie richten den Oberkörper auf, spannen die Bauch- und Gesäßmuskulatur an und richten den Blick nach vorn. Die Knie sind leicht gebeugt. Heben Sie die gestreckten Arme auf Brusthöhe an und halten Sie die Ellenbogen leicht gebeugt.

2 Ausführung Drehen Sie den Oberkörper so weit wie möglich zur rechten Seite ein. Halten Sie das Becken gerade nach vorn gerichtet. Die Arme führen keine eigenständigen Bewegungen aus, sie drehen sich mit dem Oberkörper und bleiben gestreckt. Am Endpunkt kehren Sie die Bewegung um und drehen sich dann linkseitig ein. Sie trainieren das Rumpfdrehen wechselseitig. Wählen Sie ein Gewicht, das Sie über den gesamten Übungszeitraum halten können. Führen Sie die Drehbewegungen kontrolliert aus und halten Sie durchgehend die Bauchmuskulatur angespannt.

Übungsvarianten Fällt es Ihnen schwer, die Balance zu halten und die Drehungen kontrolliert auszuführen, stoppen Sie in der Mitte, bevor Sie die Seite wechseln. Sie vereinfachen die Übung, indem Sie die Rumpfdrehung mehrmals zur rechten Seite ausführen. Nach einer kurzen Pause wechseln Sie dann zur linken Seite.

9 Schulterbrücke mit Beinstreckung und Kniezug

Zielmuskulatur
- ✓ Rumpfmuskulatur
- ✓ Bein- und Gesäßmuskulatur
- ✓ Hüftmuskulatur

Wirkung
- ✓ Kräftigt die Core-Muskulatur
- ✓ Stärkt Bein- und Gesäßmuskulatur
- ✓ Dehnt Brust- und vordere Schultermuskulatur
- ✓ Trainiert die Körperstabilität

Core ist aktiv
Oberschenkel und Oberkörper in einer Linie
1
Oberschenkel zeigen parallel zueinander
2
Gesäß nicht absenken

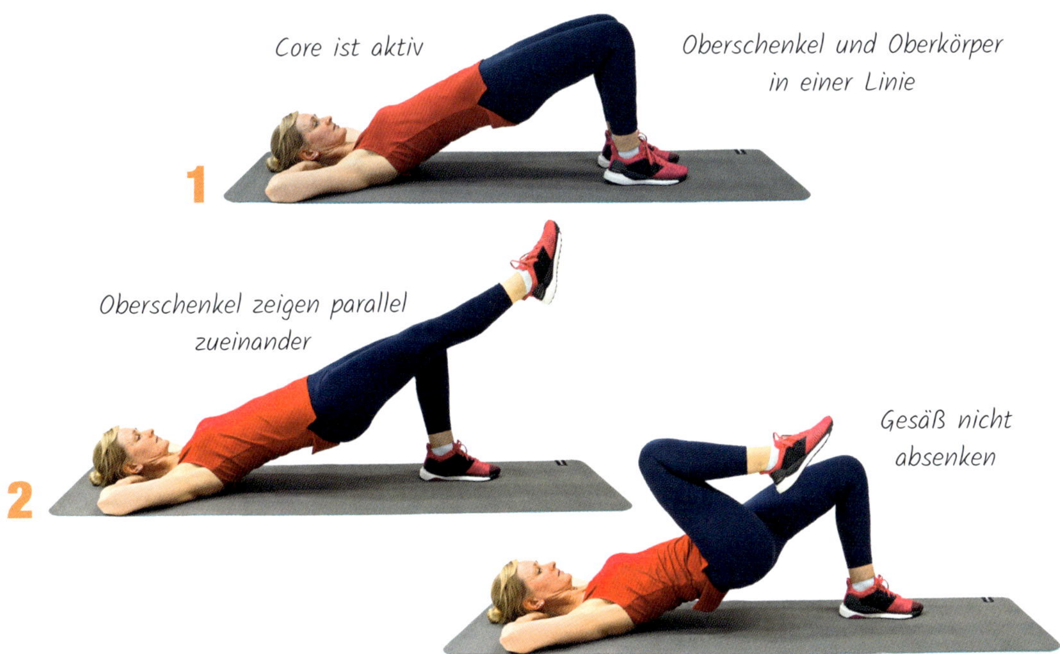

1 Startposition In Rückenlage verschränken Sie die Arme unter dem Kopf, winkeln die Beine an und stellen die Füße ca. 20 Zentimeter vom Gesäß entfernt hüftbreit nebeneinander auf. Dann heben Sie das Becken langsam vom Boden ab, bis Oberschenkel und Oberkörper eine Linie bilden. Halten Sie die Schultern tief und die Schulterblätter am Boden. Bauch- und Gesäßmuskulatur sind angespannt.

2 Ausführung Heben Sie nun den rechten Fuß vom Boden ab und strecken Sie das Bein in Verlängerung zum Oberkörper gerade nach vorn. Die Oberschenkel zeigen parallel zueinander. Halten Sie kurz die Position, dann winkeln Sie das rechte Bein an und ziehen das Knie in Richtung Brust. Anschließend strecken Sie das Bein wieder. Führen Sie die Kniezüge über einen Zeitraum von bis zu 30 Sekunden aus. Dann setzen Sie den rechten Fuß am Boden auf, pausieren kurz und wechseln dann die Seite.

10 Schulterbrücke mit Hackbewegungen

Zielmuskulatur

- ✓ Rumpfmuskulatur
- ✓ Bein- und Gesäßmuskulatur
- ✓ Schultermuskulatur

Wirkung

- ✓ Kräftigt die Core-Muskulatur
- ✓ Stärkt Bein- und Gesäßmuskulatur
- ✓ Kräftigt und mobilisiert die Schultermuskulatur
- ✓ Verbessert die Körperstabilität

Handflächen zeigen zueinander
Oberschenkel und Oberkörper in einer Linie
1
Core ist aktiv

2

Hackbewegungen mit den Armen
Gesäß nicht absenken

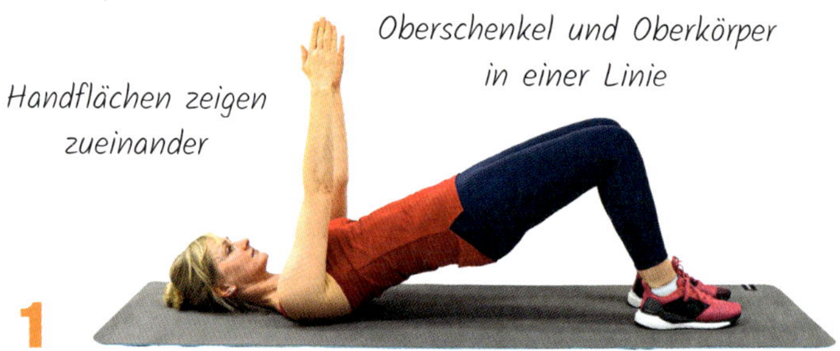

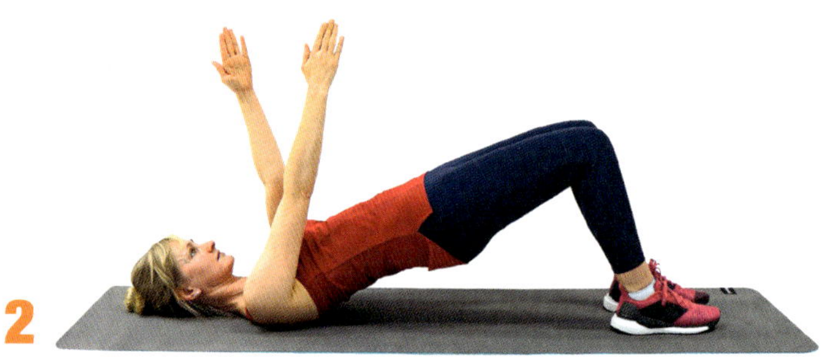

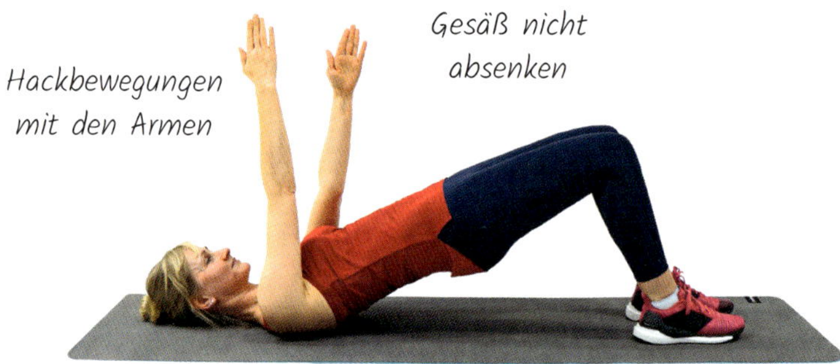

Oberschenkel und Oberkörper
in einer Linie
Hackbewegungen
mit den Armen
Fußspitzen
nach oben
ziehen
V
Core ist aktiv

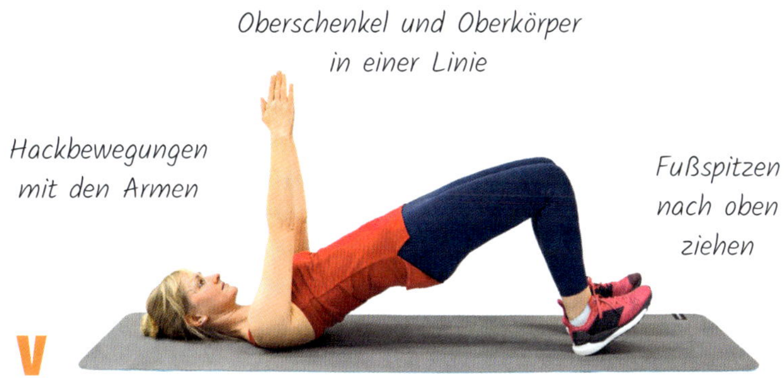

1 Startposition In Rückenlage strecken Sie die Arme in Blickrichtung aus, öffnen diese schulterbreit und drehen die Handflächen zueinander. Nun winkeln Sie die Beine an und stellen die Füße ca. 20 Zentimeter vom Gesäß entfernt hüftbreit nebeneinander auf. Sie heben das Becken vom Boden ab, bis Oberschenkel und Oberkörper eine Linie bilden. Bauch- und Gesäßmuskulatur sind angespannt.

2 Ausführung Führen Sie mit den gestreckten Armen kleine „Hackbewegungen" über einen Zeitraum von bis zu 30 Sekunden aus. Halten Sie den Bauch angespannt und lassen Sie das Becken nicht absinken. Sie führen die Arme gegenläufig über eine Distanz von ca. 20 Zentimetern nach vorn und zurück. Dann stoppen Sie die Bewegungen, senken das Becken langsam ab und schütteln die Arme aus.

V Übungsvariante Sie steigern die Übungsintensität hinsichtlich der Körperstabilität, indem Sie das Gewicht auf die Fersen verlagern und die Fußspitzen nach oben ziehen. Die Arme führen wieder kleine Hackbewegungen aus. Je schneller Sie die Hackbewegungen ausführen, desto stärken werden Schultern, Arme und die Tiefenmuskulatur gefordert.

11 Diagonale Streckung im Vierfüßlerstand mit Gegenbewegung

Zielmuskulatur

- ✓ Rumpfmuskulatur
- ✓ Gesäß- und Hüftmuskulatur
- ✓ Rückseitige Oberschenkelmuskulatur
- ✓ Schultermuskulatur

Wirkung

- ✓ Kräftigt die Core-Muskulatur
- ✓ Stärkt Bein-, Gesäß- und Hüftmuskulatur
- ✓ Fördert Kraft und Ausdauer von Schultern und Armen
- ✓ verbessert Gleichgewicht und Körperstabilität

Knie unter den Hüftgelenken
Fußspitzen aufstellen
Hände unter den Schultergelenken
1

Becken bleibt waagerecht zum Boden
Rücken bleibt gerade
Arm, Rücken und Bein in einer Linie
2
Core ist aktiv

Bein und Arm treffen sich unterhalb des Bauches

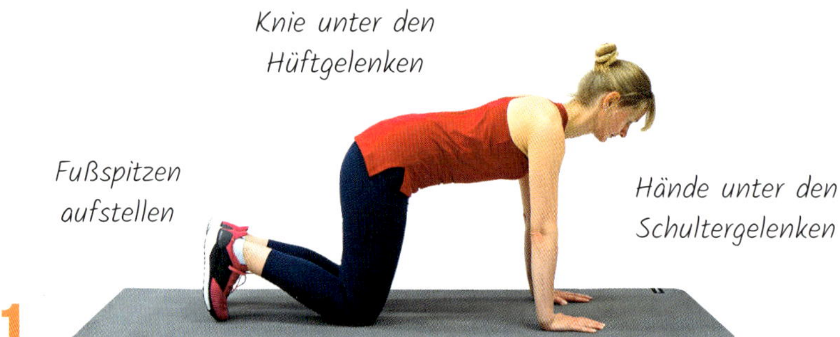

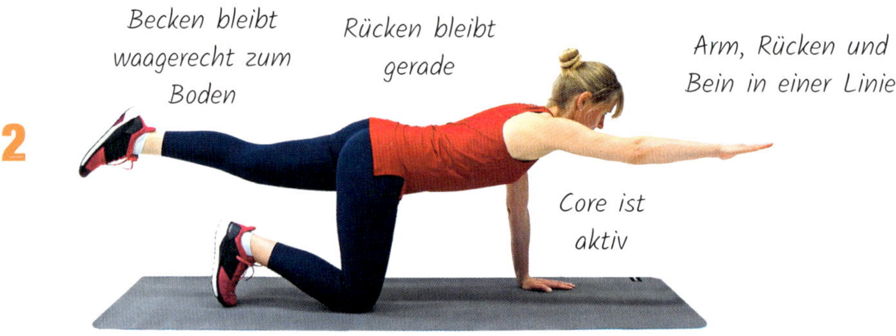

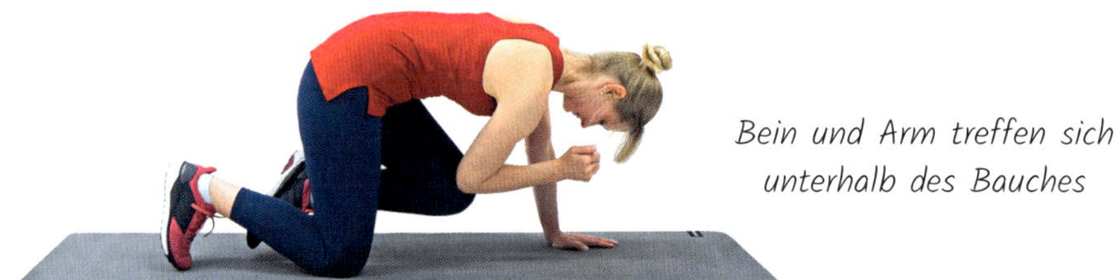

Becken bleibt waagerecht zum Boden
Arm, Rücken und Bein in einer Linie
Core ist aktiv
V
Bein und Arm treffen sich unterhalb des Bauches

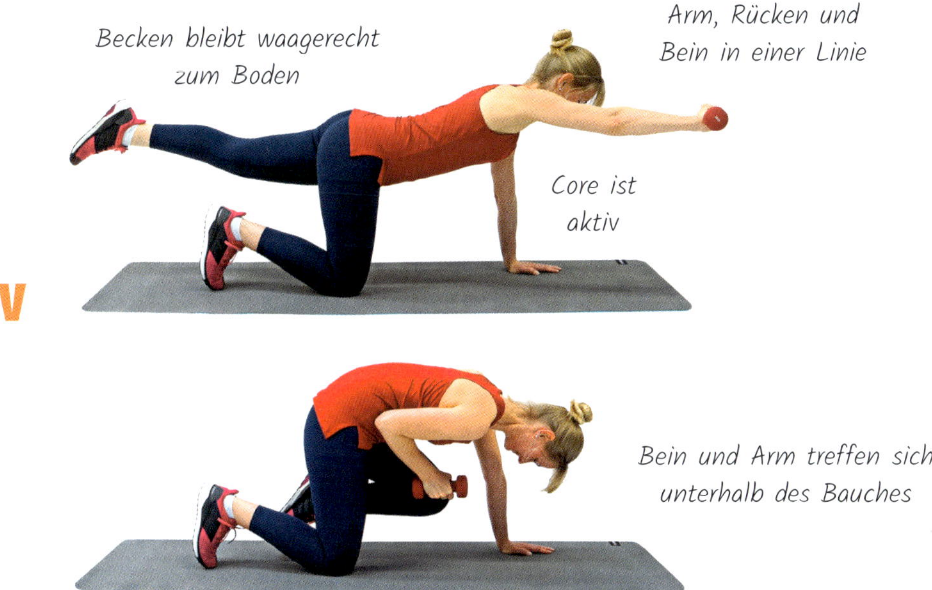

1 Startposition Im Vierfüßlerstand setzen Sie die Hände unter den Schultergelenken und die Knie unterhalb der Hüftgelenke auf. Die Fußspitzen werden aufgestellt. Nun spannen Sie die Rumpfmuskulatur an, halten den Rücken gerade und den Kopf in Verlängerung zur Wirbelsäule. Die Ellenbogen sind leicht gebeut.

2 Ausführung Strecken Sie gleichzeitig das linke Bein und den rechten Arm, bis sie eine nahezu waagerechte Linie mit dem Rücken bilden. Bauch und Gesäß sind fest angespannt, der Blick wird zum Boden gerichtet. Halten Sie die Streckposition 2 bis 3 Sekunden. Jetzt führen Sie Arm und Knie diagonal unter dem Bauch zusammen, halten die Position weitere 2 bis 3 Sekunden, bevor Sie wieder zur Streckposition wechseln. Wiederholen Sie den Wechsel aus Strecken und Zusammenziehen mehrmals über einen Zeitraum von bis zu 30 Sekunden. Anschließend wechseln Sie zum rechten Bein und linken Arm.

V Übungsvariante Sie intensivieren die Übung, indem Sie mit der Hand des gestreckten Arms ein Gewicht halten. Das Gewicht fordert die Arm- und Schultermuskulatur und stellt erhöhte Anforderungen an die Körperstabilität. Achten Sie auf ein gleichmäßiges und langsames Bewegungstempo.

12 Armschere im hohen Ausfallschritt

Zielmuskulatur

- ✓ Gesäß- und Beinmuskulatur
- ✓ Schulter- und obere Rücken-muskulatur
- ✓ Rumpfmuskulatur

Wirkung

- ✓ Kräftigt die Core-Muskulatur
- ✓ Stabilisiert die Knie- und Sprunggelenke
- ✓ Verbessert die Hüftbeweglichkeit
- ✓ Trainiert Gleichgewicht und Körperstabilität
- ✓ Stärkt Rücken- und Schultermuskulatur

Core ist aktiv
Hinteres Bein ist gestreckt
Vorderes Knie über dem Knöchel
1
Nacken ist gestreckt
Arme im 90-Grad-Winkel bewegen
Oberkörper bleibt aufrecht
2

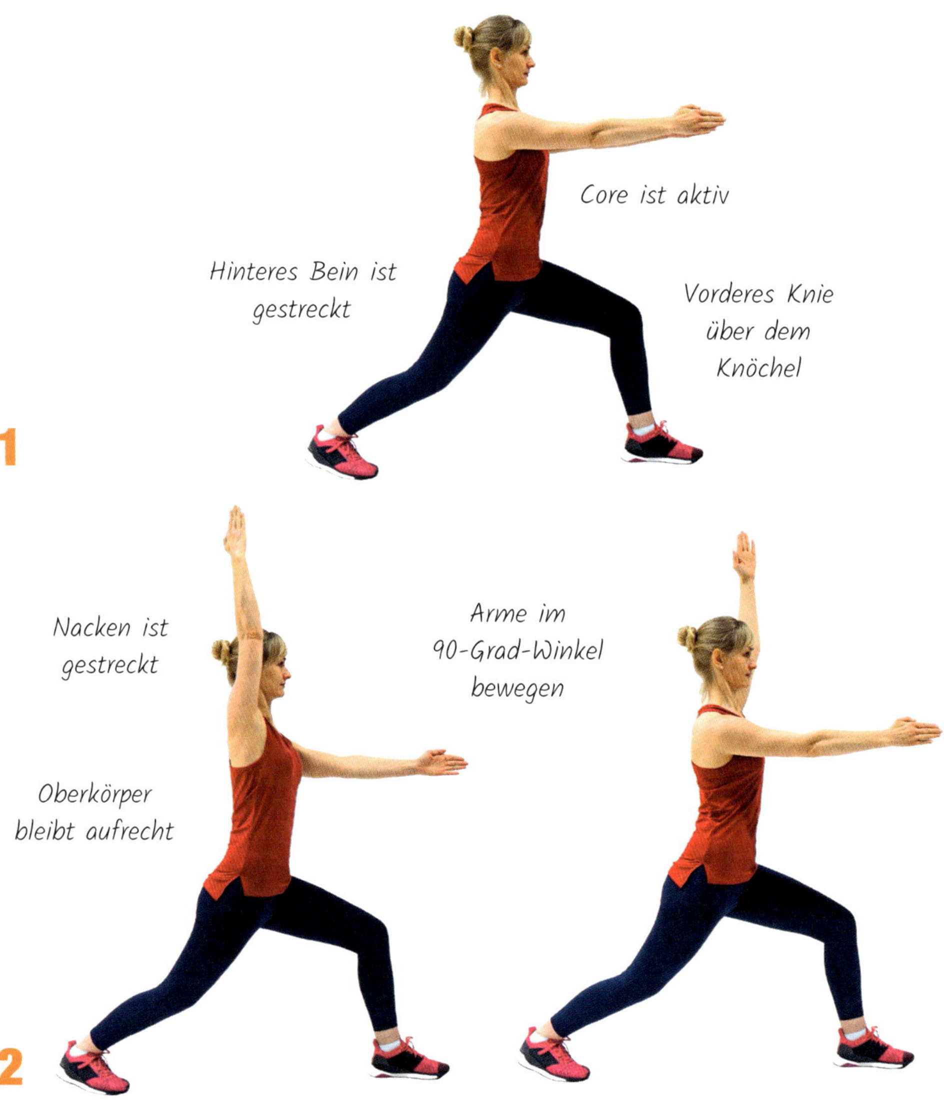

Arme nicht
durchstrecken
Nacken ist
gestreckt
Arme im
90-Grad-Winkel
bewegen
Oberkörper
bleibt aufrecht
V

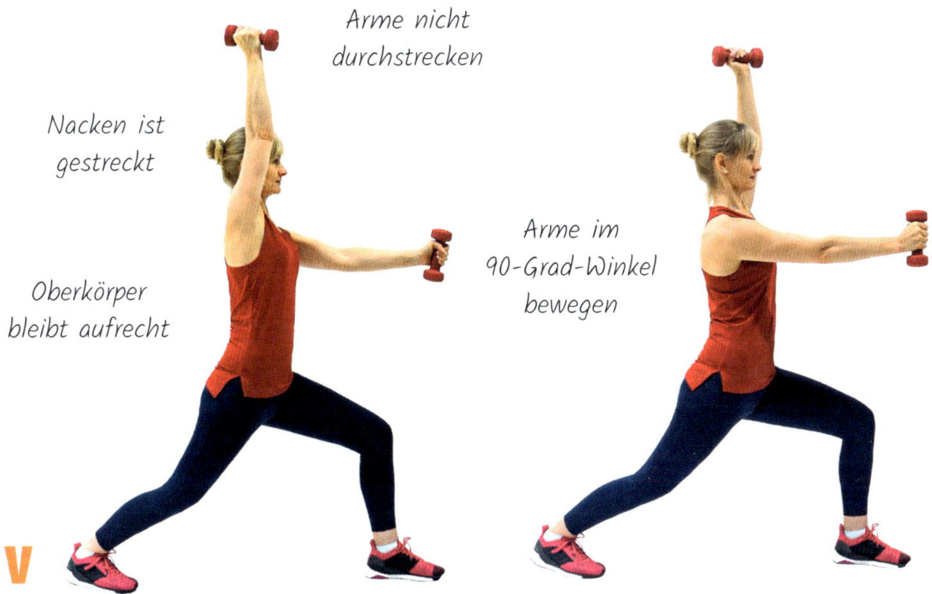

1 Startposition Aus dem aufrechten Stand machen Sie mit dem rechten Bein einen Ausfallschritt nach hinten. Sie halten das Bein gestreckt und setzen den Fußballen am Boden auf. Beugen Sie das vordere linke Bein um maximal 90 Grad. Die gesamte Fußsohle hat Bodenkontakt, das Knie befindet sich über dem Knöchel. Dann strecken Sie beide Arme auf Schulterhöhe nach vorn aus und drehen die Handflächen zueinander.

2 Ausführung Heben Sie einen Arm gestreckt nach oben, bis er senkrecht zum Boden zeigt und mit dem Oberkörper eine Linie bildet. Halten Sie die Körpermitte maximal angespannt. Mit einer Art Scherenbewegung bewegen Sie die Arme versetzt in einem Winkel von 90 Grad. Je schneller Sie die Arme bewegen, desto intensiver ist die Übung.
Nach mehreren Wiederholungen pausieren Sie kurz, wechseln die Beinposition und führen einen zweiten Übungssatz aus.

V Übungsvariante Sie intensivieren die Übung, indem Sie kleine Gewichte halten und dann die Scherenbewegung ausführen. Die Arme sind im Ellenbogen ganz leicht gebeugt.

13 Rumpfdrehen im Vierfüßlerstand

Zielmuskulatur

- ✓ Schulter- und obere Rückenmuskulatur
- ✓ Rumpfmuskulatur

Wirkung

- ✓ Verbessert Rumpfbeweglichkeit
- ✓ Stärkt Rücken- und Schultermuskulatur

Knie unter den Hüftgelenken
Hand unter dem Schultergelenk
1
Fußspitzen aufstellen
Rücken bleibt gerade
Core ist aktiv
2

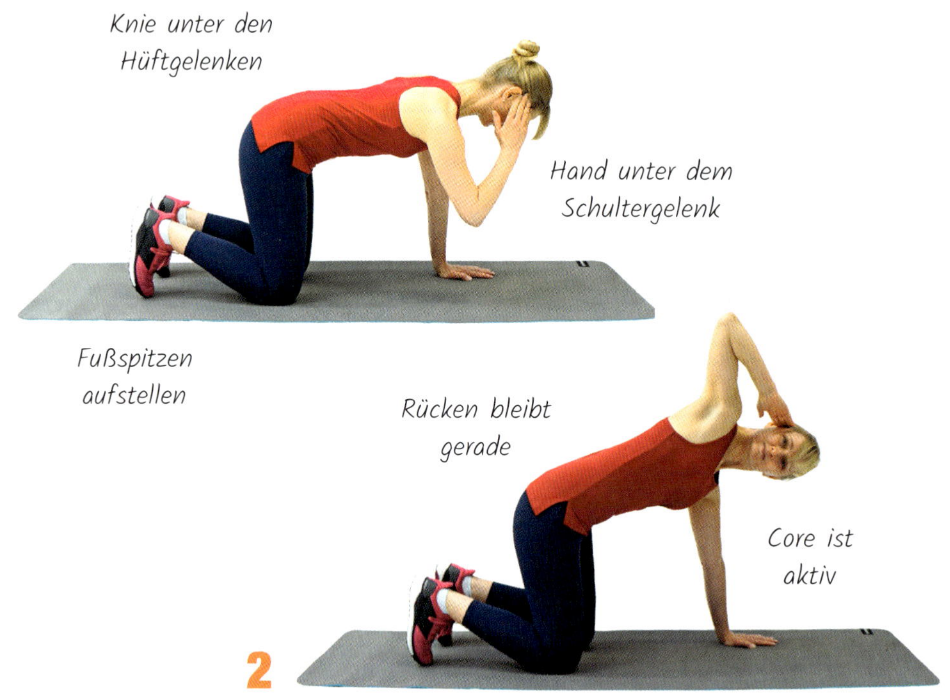

1 Startposition Im Vierfüßlerstand setzen Sie die Hände unter den Schultergelenken und die Knie unterhalb der Hüftgelenke auf. Die Fußspitzen werden aufgestellt. Nun lösen Sie die rechte Hand vom Boden und fixieren sie an der rechte Kopfseite. Der Ellenbogen zeigt zum Boden. Der Kopf befindet sich in Verlängerung zur Wirbelsäule.

2 Ausführung Drehen Sie den Rumpf nach rechts auf, indem Sie den rechten Ellenbogen langsam nach oben führen. Der Kopf folgt der Drehung. Versuchen Sie mit jeder Drehung den Bewegungsradius zu vergrößern. Halten Sie den Rücken gerade und die Bauchmuskulatur angespannt. Nach mehreren Wiederholungen wechseln Sie zur linken Seite.

14 Armheben mit Gewicht im hohen Ausfallschritt

Zielmuskulatur

- ✓ Gesäß- und Beinmuskulatur
- ✓ Schulter- und obere Rückenmuskulatur
- ✓ Rumpfmuskulatur

Wirkung

- ✓ Kräftigt die Core-Muskulatur
- ✓ Stabilisiert die Knie- und Sprunggelenke
- ✓ Verbessert die Hüftbeweglichkeit
- ✓ Trainiert Gleichgewicht und Körperstabilität
- ✓ Stärkt Rücken- und Schultermuskulatur

Vorderes Knie über dem Knöchel
Nacken ist gestreckt
Core ist aktiv
Hinteres Bein möglichst gestreckt
1
Arme nicht durchstrecken
Oberkörper bleibt aufrecht
2

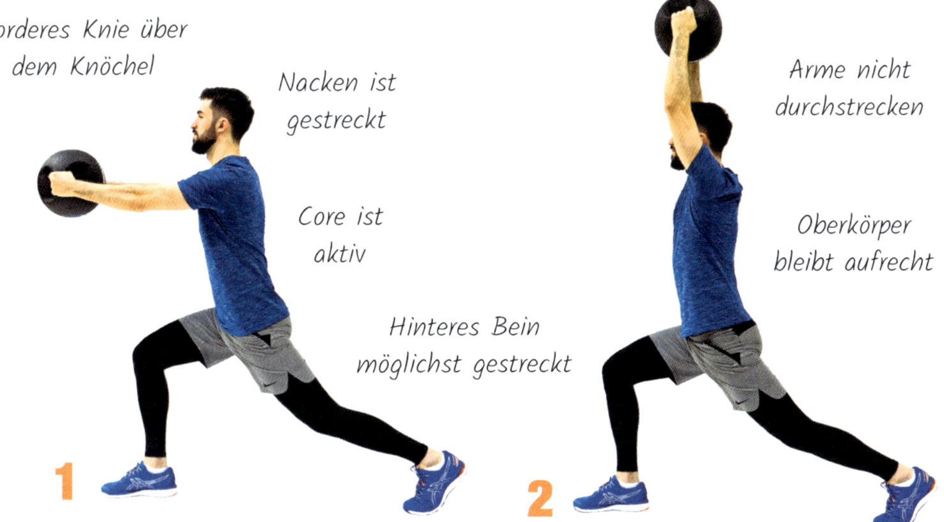

1 Startposition Aus dem aufrechten Stand machen Sie mit dem linken Bein einen Ausfallschritt nach hinten. Sie halten das Bein gestreckt und setzen den Fußballen am Boden auf. Beugen Sie das vordere rechte Bein um maximal 90 Grad. Die gesamte Fußsohle hat Bodenkontakt, das Knie befindet sich über dem Knöchel. Sie halten mit beiden Händen ein Gewicht und strecken die Arme auf Schulterhöhe gerade nach vorn aus.

2 Ausführung Heben Sie die Arme langsam und kontrolliert bis zur senkrechten Position nach oben. Halten Sie kurz die Streckposition. Senken Sie dann die Arme wieder ab, um sie erneut anzuheben. Vermeiden Sie ruckartige Bewegungen und achten Sie auf maximale Körperspannung. Nach mehreren Wiederholungen pausieren Sie kurz, wechseln die Beinposition und führen einen zweiten Übungssatz aus.

V Übungsvariante Sie vereinfachen die Übung, indem Sie die Arme absenken und zeitgleich mit dem Ausfallschritt die Arme frontal über den Kopf heben. Dann senken Sie die Arme wieder ab, ziehen gleichzeitig das hintere Bein nach vorn, wechseln die Beinposition und heben die Arme wieder an.

15 Seitstütz (Side Plank)

Zielmuskulatur

- ✓ Rumpfmuskulatur (Rückenstreckmuskulatur, seitliche Bauchmuskeln)
- ✓ Hüftmuskulatur

Wirkung

- ✓ Kräftigt die Core-Muskulatur
- ✓ Mobilisiert und trainiert die Schultern
- ✓ Trainiert die Hüftmuskulatur
- ✓ Fördert Gleichgewicht und Körperstabilität

1

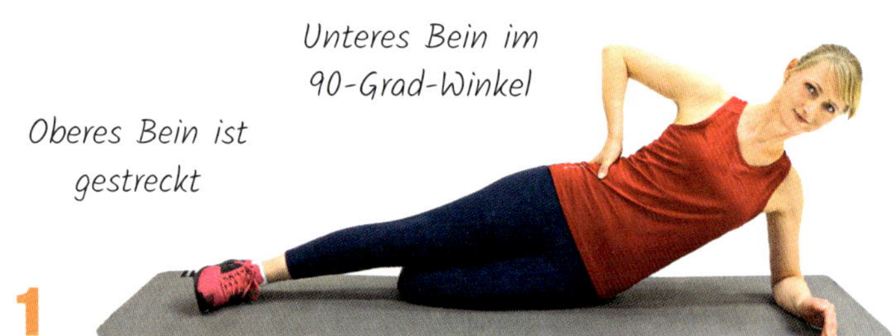

2

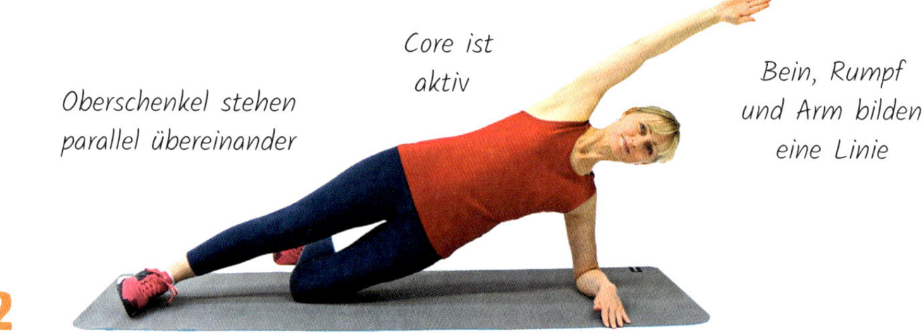

V1

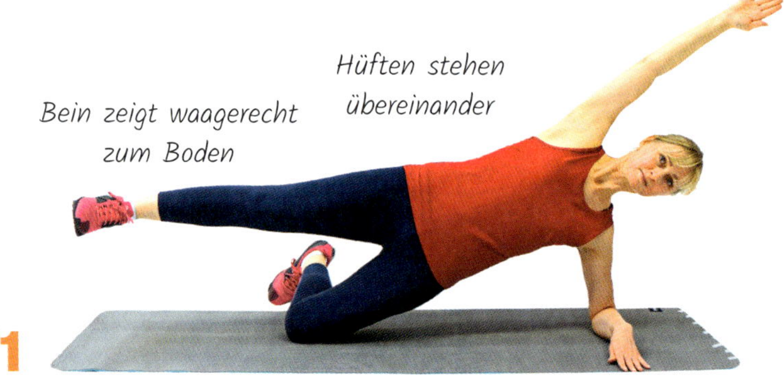

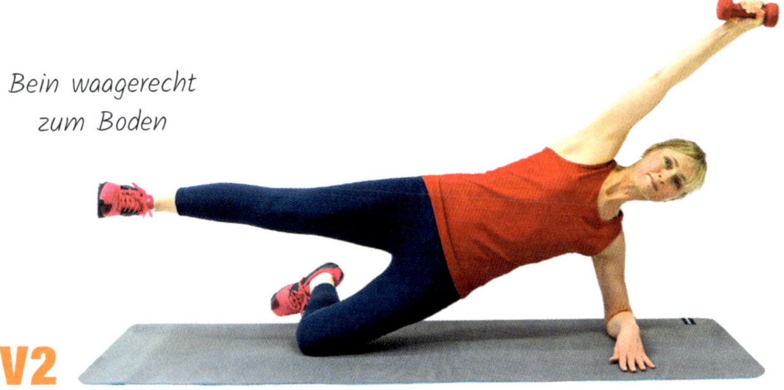

1 Startposition In der Seitenlage stützen Sie sich auf dem Unterarm ab. Der Ellenbogen befindet sich unter der Schulter. Sie strecken die Beine in Verlängerung zum Oberkörper aus und winkeln das untere Bein um 90 Grad an. Die Oberschenkel stehen parallel übereinander. Der Kopf befindet sich in Verlängerung zur Wirbelsäule. Den oberen Arm stützen Sie in der Hüfte auf, der Daumen zeigt nach vorn.

2 Ausführung Spannen Sie die Rumpfmuskulatur an und heben Sie die Hüfte vom Boden ab. Dann strecken Sie den oberen Arm in Verlängerung zum Körper aus. Das obere Bein, der Rumpf und der obere Arm bilden eine Linie. Halten Sie durchgehend Rumpfspannung und die Schulter des Stützarms stabil. Lassen Sie die Hüfte nicht absinken. Je nach Leistungsstand halten Sie die Position bis zu 30 Sekunden. Anschließend wechseln Sie die Seite.

Übungsvarianten

V1 Sie intensivieren die Übung, indem Sie das obere Bein anheben, bis es parallel zum Boden zeigt.

V2 Zur weiteren Übungsintensivierung halten Sie mit der Hand des oberen Arms ein Gewicht.

16 Seitliches Hüftheben im Seitstütz

Zielmuskulatur

- ✓ Rumpfmuskulatur (Rückenstreckmuskulatur, seitliche Bauchmuskeln)
- ✓ Oberschenkel- und Hüftmuskulatur
- ✓ Schultermuskulatur

Wirkung

- ✓ Kräftigt die Core-Muskulatur
- ✓ Trainiert die Schultermuskulatur
- ✓ Fördert Gleichgewicht und Körperstabilität
- ✓ Verbessert die Hüftbeweglichkeit

Unteres Bein im 90-Grad-Winkel
Oberes Bein ist gestreckt
Ellenbogen unter der Schulter
1
Bein und Rumpf in einer Linie
Oberschenkel stehen parallel übereinander
Core ist aktiv
2

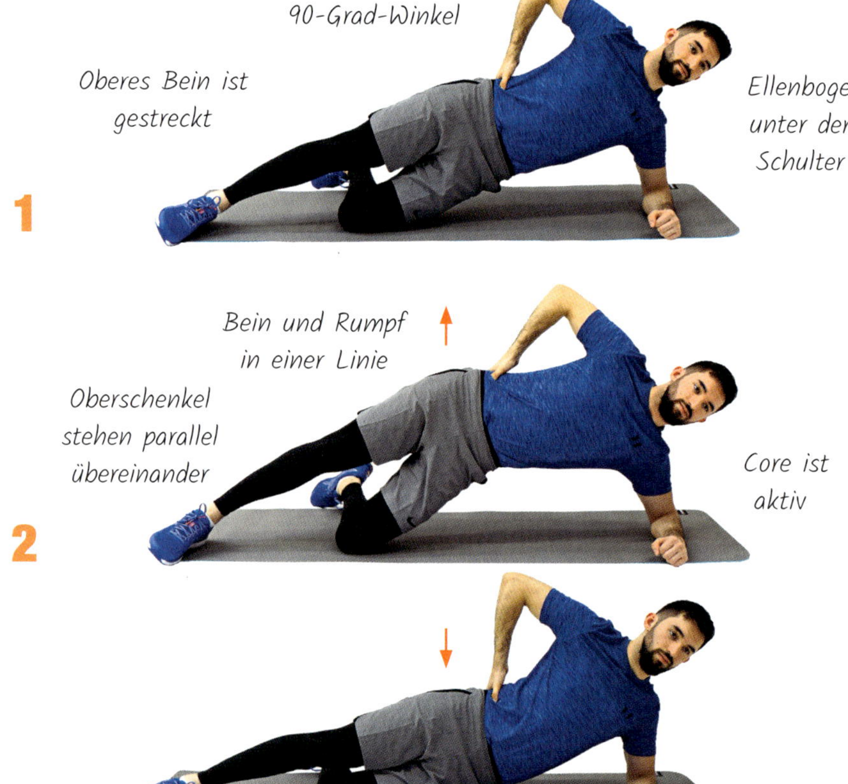

1 Startposition In der Seitenlage stützen Sie sich auf dem Unterarm ab. Der Ellenbogen befindet sich unter der Schulter. Die Beine liegen parallel übereinander, Sie winkeln das untere Bein um 90 Grad an. Der Kopf befindet sich in Verlängerung zur Wirbelsäule. Den oberen Arm stützen Sie in der Hüfte auf, der Daumen zeigt nach vorn. Jetzt heben Sie das Becken vom Boden und halten die Rumpfmuskulatur maximal angespannt. Der Fuß des oberen Beins hat Bodenkontakt.

V
Bein zeigt waagerecht zum Boden
Bein, Rumpf und Arm bilden eine Linie

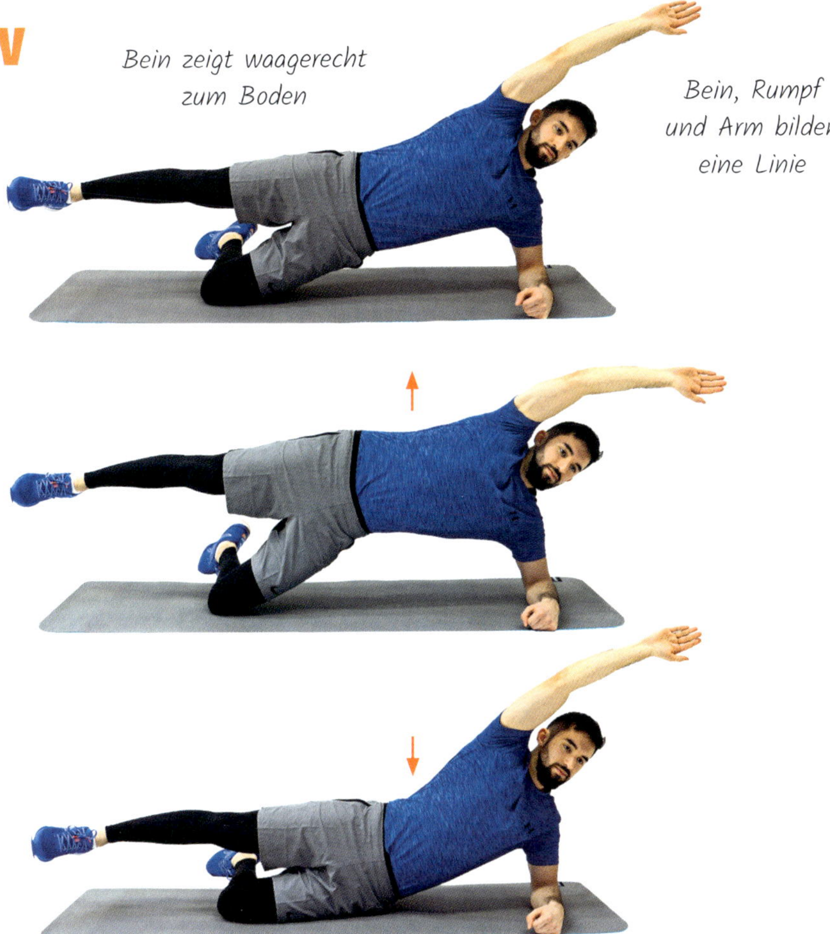

2 Ausführung In der Seitstützposition heben Sie die Hüfte so weit wie möglich nach oben, ohne dabei den Körper seitlich zu verdrehen. Dann senken Sie die Hüfte langsam wieder ab. Sie stoppen die Abwärtsbewegung kurz vor dem Boden und heben die Hüfte erneut an. Achten Sie auf ein gleichmäßiges Bewegungstempo ohne Schwungholen.
Je nach Leistungsstand trainieren Sie das Hüftheben bis zu 30 Sekunden, dann wechseln Sie die Seite.

V Übungsvariante Sie intensivieren die Übung, indem Sie das obere Bein vom Boden abheben und den oberen Arm in Verlängerung zum Körper über den Kopf strecken. Halten Sie während der Übungsausführung den gesamten Körper gestreckt in einer Linie.

17 Oberkörper heben in Bauchlage

Zielmuskulatur

- ✓ Rumpfmuskulatur (Rückenstreckmuskulatur)
- ✓ Obere Rücken- und hintere Schultermuskulatur

Wirkung

- ✓ Kräftigt die Core-Muskulatur
- ✓ Trainiert den oberen Rücken
- ✓ Aktiviert Gesäß- und Beinmuskulatur
- ✓ Beugt Rückenschmerzen vor

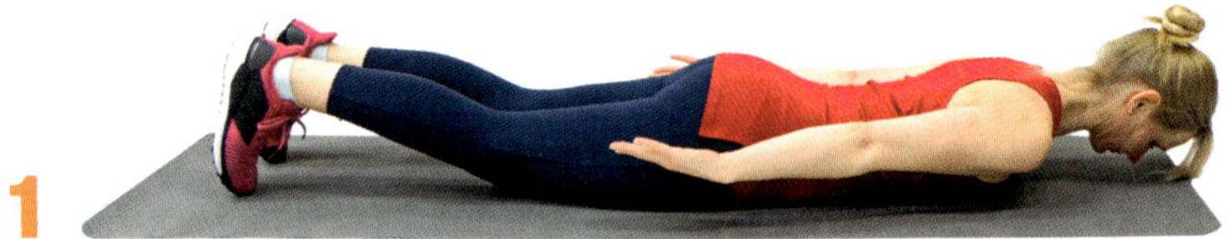

2
Schulterblätter in Richtung Wirbelsäule zusammenziehen
Kopf in Verlängerung zur Wirbelsäule

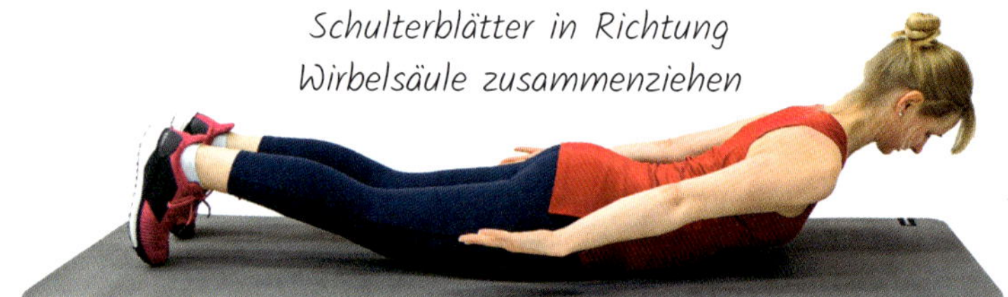

1 Startposition In der Bauchlage strecken Sie die Beine und stellen die Füße hüftbreit geöffnet auf die Fußspitzen auf. Die Arme werden seitlich vom Körper in Richtung Füße gestreckt, Sie drehen die Handflächen nach oben. Spannen Sie die Gesäß- und Beinmuskulatur an und drücken Sie die Fußspitzen und das Becken auf den Boden. Gleichzeitig aktivieren Sie die Bauchmuskulatur, indem Sie den Bauchnabel Richtung Wirbelsäule ziehen. Halten Sie den Nacken gestreckt und den Blick zum Boden gerichtet. Jetzt heben Sie Kopf, Schultern und Arme einige Zentimeter vom Boden ab.

2 Ausführung Heben Sie Arme, Schultern und Brust so weit wie möglich vom Boden ab und ziehen Sie gleichzeitig die Schulterblätter zur Wirbelsäule. Versuchen Sie die Position einige Sekunden zu halten. Dann senken Sie Arme und Oberkörper langsam wieder ab, ohne diese am Boden abzulegen. Je nach Leistungsstand wiederholen Sie die Übung bis zu 10 Mal. Halten Sie die Gesäß- und Bauchmuskulatur angespannt, um eine übermäßige Hohlkreuzbildung zu verhindern. Der Blick ist immer zum Boden gerichtet.

18 Oberkörper heben in Bauchlage mit Rotation

Zielmuskulatur

- ✓ Rumpfmuskulatur (Rückenstreckmuskulatur, seitliche Bauchmuskeln)
- ✓ Schulter- und Schultergürtelmuskulatur

Wirkung

- ✓ Kräftigt die Core-Muskulatur
- ✓ Trainiert die Schultergürtelmuskulatur
- ✓ Aktiviert Gesäß- und Beinmuskulatur

1
Gesäß und Beine anspannen
Bauch und Schultergürtel aktivieren
Nacken ist gestreckt
Oberen Rücken gerade halten
Kopf mittig
2

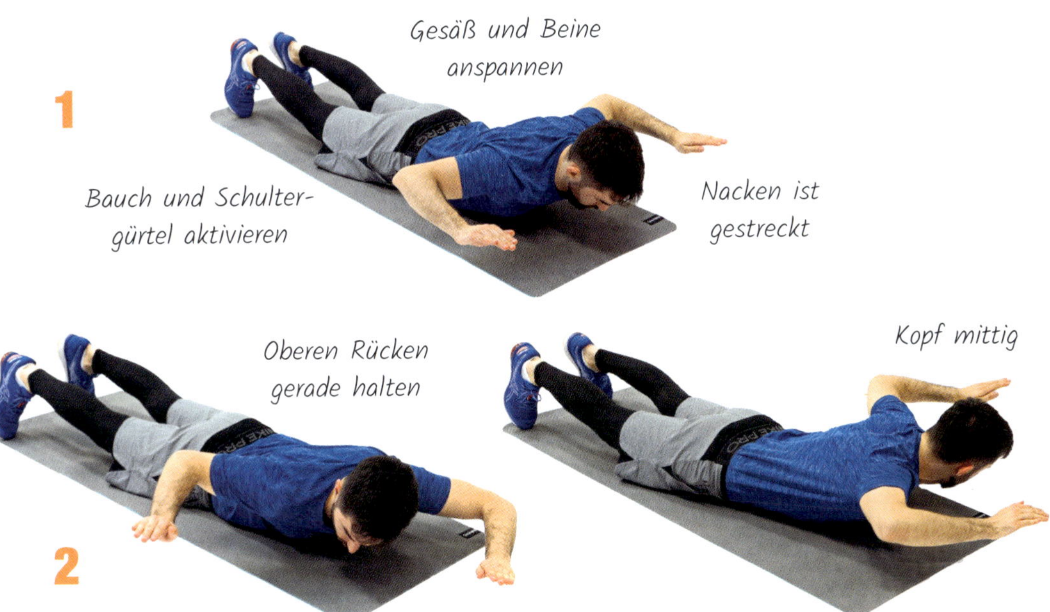

1 Startposition In der Bauchlage strecken Sie die Beine und stellen die Füße hüftbreit geöffnet auf die Fußspitzen auf. Die Arme werden um 90 Grad angewinkelt und liegen rechts und links neben dem Kopf. Der Blick wird zum Boden gerichtet. Dann spannen Sie die Oberschenkel- und Gesäßmuskulatur an und drücken die Knie durch. Die Fußspitzen und das Becken werden fest auf den Boden gedrückt. Gleichzeitig aktivieren Sie die Bauchmuskulatur, indem Sie den Bauchnabel Richtung Wirbelsäule ziehen. Sie heben Schultern und Arme vom Boden ab und ziehen die Schulterblätter Richtung Wirbelsäule und nach unten. Halten Sie den Nacken gestreckt und den Blick zum Boden gerichtet.

2 Ausführung Drehen Sie den Oberkörper langsam und kontrolliert erst zur rechten und dann zur linken Seite ein. Beim Wechsel der Seiten stoppen Sie die Bewegung in der Mitte. Halten Sie die Schultern in einer Linie sowie Beine und Gesäß angespannt. Führen Sie die Rotation zu den Seiten kontrolliert und ohne Schwung aus.

19 Rumpfdrehen im Sitzen

Zielmuskulatur

✓ Rumpfmuskulatur (Rückenstreckmuskulatur, seitliche Bauchmuskeln)

Wirkung

✓ Kräftigt die Core-Muskulatur
✓ Verbessert die Rumpfbeweglichkeit
✓ Mobilisiert die Schultern

Schultern tief halten
Wirbelsäule ist gestreckt
Core ist aktiv
Oberkörper leicht zurücklehnen
Kopf folgt der Bewegung
Oberkörper bleibt aufrecht
1
2

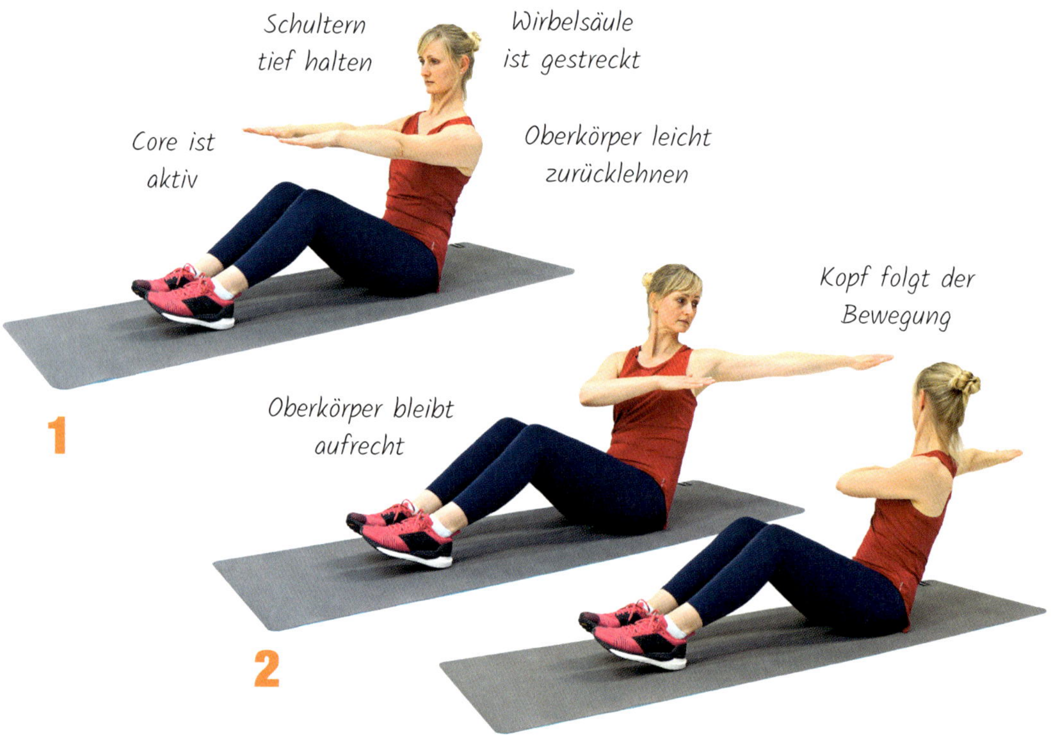

1 Startposition Im Sitz auf der Matte winkeln Sie die Knie um ca. 90 Grad an, strecken die Wirbelsäule und lehnen den Oberkörper leicht zurück. Dann strecken Sie die Arme auf Schulterhöhe in Richtung der Füße aus und drehen die Handflächen nach unten. Halten Sie die Schultern tief und den Blick nach vorn gerichtet.

2 Ausführung Drehen Sie den Oberkörper so weit wie möglich nach links. Der linke Arm bleibt dabei auf Schulterhöhe gestreckt, der rechte Arm wird angewinkelt. Dann kehren Sie die Bewegung um und führen die Arme über die Mitte zur rechten Seite. Der rechte Arm bleibt gestreckt, der linke Arm wird gebeugt. Achten Sie auf ein gleichmäßiges Bewegungstempo und versuchen Sie mit jeder Drehung den Bewegungsradius zu vergrößern. Der Blick ist immer zum gestreckten Arm gerichtet.

20 Schwebesitz mit Drehung der Arme

Zielmuskulatur

- ✓ Rumpfmuskulatur (Rückenstreckmuskulatur, Bauchmuskulatur)
- ✓ Muskulatur der Oberschenkelvorderseite

Wirkung

- ✓ Kräftigt die Core-Muskulatur
- ✓ Mobilisiert die Schultern
- ✓ Fördert Gleichgewicht und Körperstabilität

1

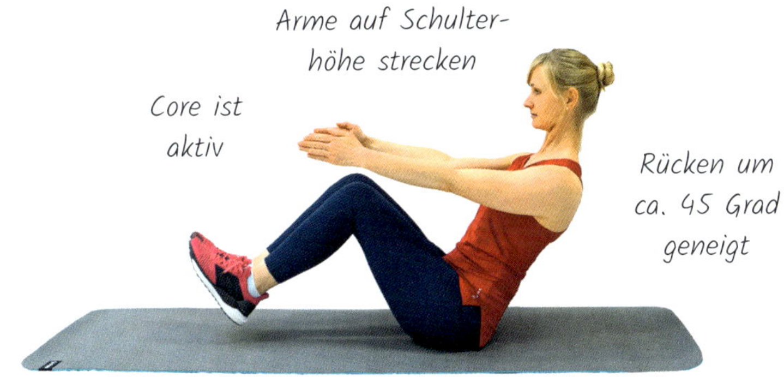

Arme auf Schulterhöhe strecken
Core ist aktiv
Rücken um ca. 45 Grad geneigt

2

Brustbein heben
Arme drehen
Rücken bleibt gerade

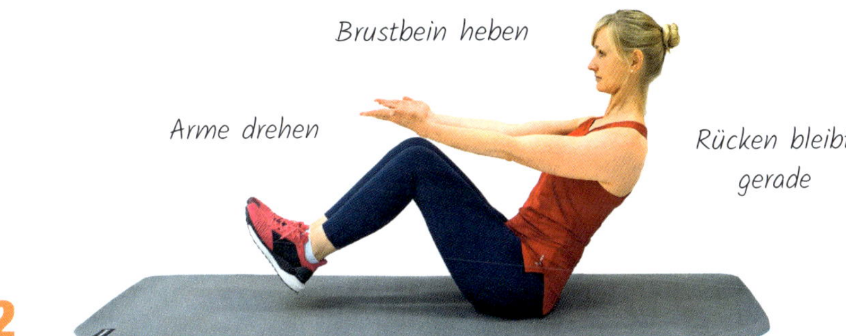

1 Startposition Setzen Sie sich mit angewinkelten Beinen auf eine Matte. Sie spannen die Bauchmuskulatur an, strecken die Wirbelsäule und lehnen sich leicht zurück. Dann heben Sie die Füße vom Boden ab und strecken die Arme auf Schulterhöhe gerade nach vorn aus. Drehen Sie die Handflächen zueinander. Halten Sie den Rücken gestreckt und um ca. 45 Grad nach hinten geneigt.

2 Ausführung Im Schwebesitz drehen Sie die gestreckten Arme fortlaufend nach innen und außen ein, sodass die Handflächen nach oben und seitlich nach außen zeigen. Halten Sie die Bauchmuskulatur maximal angespannt und den Körper in Balance. Der Rücken bleibt gestreckt, der Blick wird nach vorn gerichtet. Je nach Leistungsstand halten Sie die Schwebesitzposition bis zu 60 Sekunden.

21 Reverse Fly einseitig

Zielmuskulatur
- ✓ Rumpfmuskulatur
- ✓ Schulter- und Schultergürtelmuskulatur
- ✓ Nacken und obere Rückenmuskulatur

Wirkung
- ✓ Kräftigt die Core-Muskulatur
- ✓ Stärkt Rücken- und Schultermuskulatur
- ✓ Verbessert die Schulterbeweglichkeit

Schultern tief halten
Core ist aktiv
Wirbelsäule ist gestreckt
1
Arm auf Schulterhöhe
Rücken gerade
2

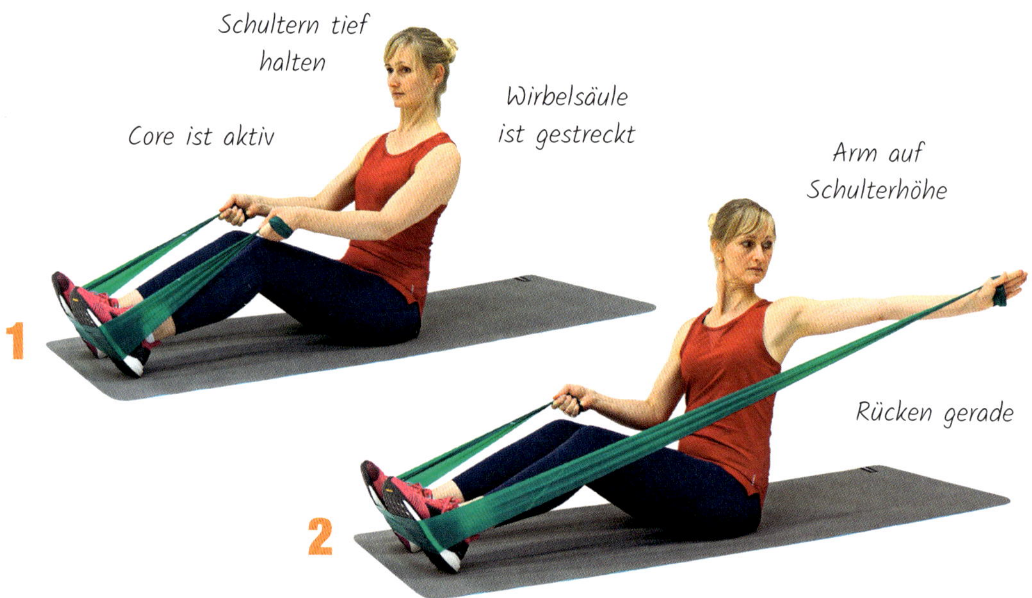

1 Startposition In der Startposition sitzen Sie im aufrechten Sitz auf der Matte und halten die Beine leicht gebeugt. Sie führen das Fitnessband um die Füße, umfassen die Bandenden und strecken die Arme in Richtung der Füße aus. Die Handflächen zeigen zueinander, die Arme sind leicht gebeugt. Sie bringen das Band auf Zug. Kippen Sie die Fußspitzen leicht nach vorn, um ein Abrutschen und Zurückschlagen des Bandes zu verhindern. Halten Sie den Rücken gerade und die Schultern tief.

2 Ausführung Führen Sie den linken Arm langsam und kontrolliert über die Außenseite so weit wie möglich nach hinten. Der Kopf folgt der Armbewegung, Sie blicken zur Hand. In der Endposition befindet sich der Arm ungefähr auf Schulterhöhe, der Rücken bleibt gestreckt und die Bauchmuskulatur angespannt. Führen Sie anschließend den Arm langsam wieder zurück und halten Sie dabei das Band unter Spannung. Nach mehreren Wiederholungen wechseln Sie die Seite.

22 Frontheben einseitig

Zielmuskulatur
- ✓ Rumpfmuskulatur
- ✓ Schulter- und Armmuskulatur
- ✓ Nacken und obere Rückenmuskulatur
- ✓ Brustmuskulatur

Wirkung
- ✓ Kräftigt die Core-Muskulatur
- ✓ Stärkt Rücken-, Arm- und Schultermuskulatur
- ✓ Verbessert die Schulterbeweglichkeit

Schultern tief halten
Wirbelsäule ist gestreckt
Arm steht senkrecht
Core ist aktiv
1
Rücken gerade
2

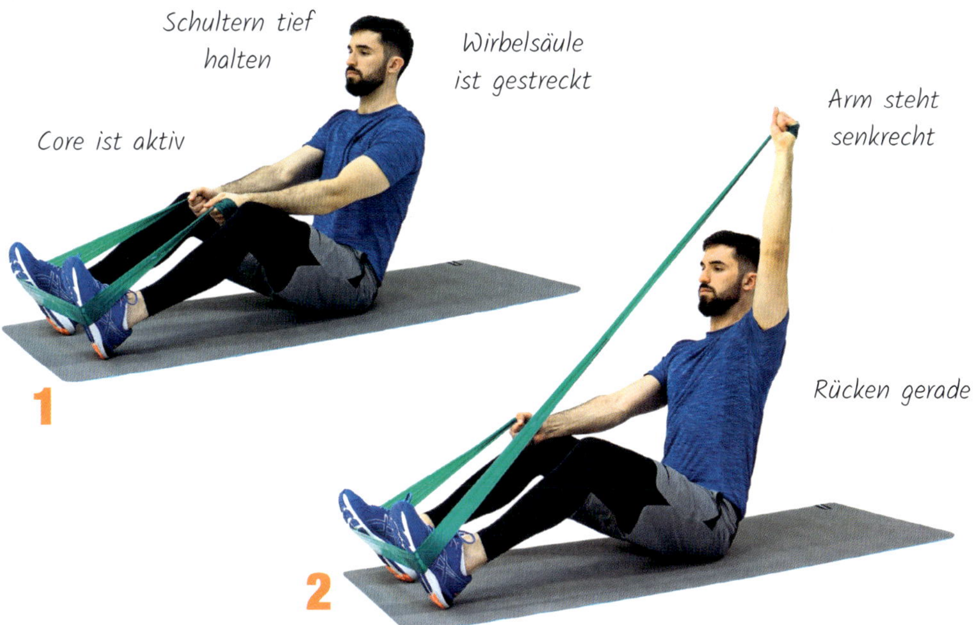

1 Startposition In der Startposition sitzen Sie im aufrechten Sitz auf der Matte und halten die Beine leicht gebeugt. Sie führen das Fitnessband um die Füße, umfassen die Bandenden und strecken die Arme in Richtung der Füße aus, ohne die Ellenbogen komplett durchzustrecken. Die Handflächen zeigen zueinander oder zum Boden. Bringen Sie das Band auf Zug und kippen Sie die Fußspitzen leicht nach vorn, um ein Abrutschen und Zurückschlagen des Bandes zu verhindern. Dann richten Sie den Oberkörper auf und lehnen sich leicht zurück.

2 Ausführung Heben Sie den linken Arm langsam und kontrolliert über die Vorderseite nach oben, bis er nahezu senkrecht zum Boden steht. Gleichzeitig ziehen Sie die Schulter nach hinten unten. In der Endposition bilden Arm und Rücken eine Linie. Dann senken Sie den Arm langsam wieder ab. Halten Sie durchgehend Rumpfspannung. Nach mehreren Wiederholungen wechseln Sie die Seite.

23 Schräge Standwaage

Zielmuskulatur

- ✓ Rumpfmuskulatur
- ✓ Schulter- und Rückenmuskulatur
- ✓ Bein- und Gesäßmuskulatur

Wirkung

- ✓ Kräftigt die Core-Muskulatur
- ✓ Stärkt Bein-, Gesäß- und Hüftmuskulatur
- ✓ Trainiert Arm-, Schulter und obere Rückenmuskulatur
- ✓ Verbessert Gleichgewicht und Körperstabilität

Mindestens schulterbreiter Griff
Arme, Oberkörper und Bein in einer Linie
Hinteres Bein ist gestreckt
1
2

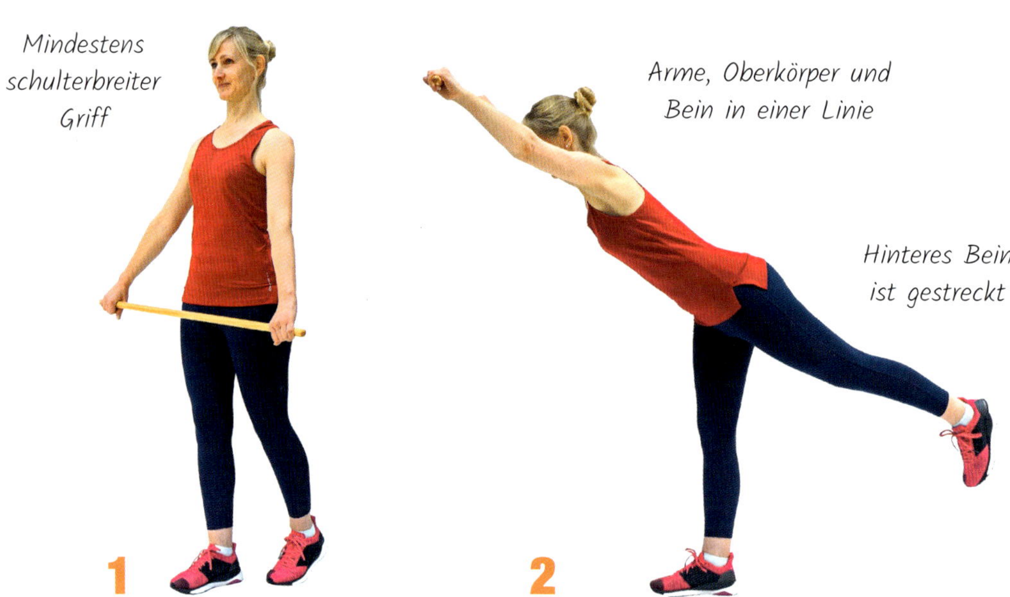

1 Startposition Im hüftbreiten Stand halten Sie einen Gymnastikstab mit mindestens schulterbreit geöffneten Armen vor dem Körper. Machen Sie mit dem linken Fuß einen kleinen Ausfallschritt nach hinten und spannen Sie die Rumpfmuskulatur an.

2 Ausführung Senken Sie den Oberkörper um ca. 45 Grad nach vorn ab. Sie heben gleichzeitig die Arme in Verlängerung zum Oberkörper an und bewegen das linke Bein nach hinten und oben. Arme, Oberkörper und das hintere Bein bilden eine gerade abfallende Linie. Das Standbein ist leicht gebeugt. Halten Sie die Schultern tief, den Nacken gestreckt und die Körpermitte angespannt. Nach 3 bis 5 Sekunden bewegen Sie sich zurück zur Startposition und wechseln die Seite.

Kopf in Verlängerung
zur Wirbelsäule
Schmaler
Griff
Core ist
aktiv
Hinteres Bein
ist gestreckt
V

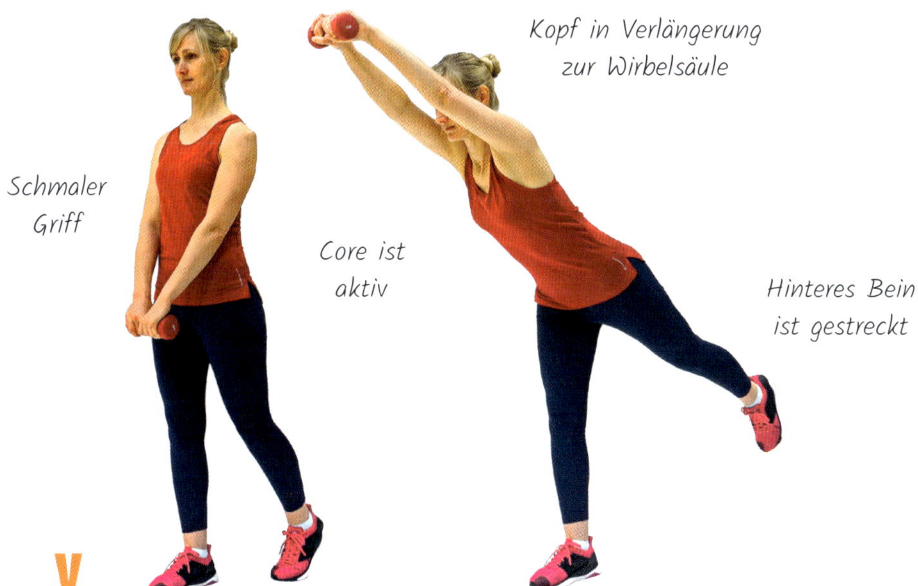

V Übungsvarianten Je schmaler Sie den Gymnastikstab mit den Händen greifen, desto schwieriger wird die Übungsausführung. Zur weiteren Intensivierung der Übung verwenden Sie ein kleines Gewicht. Sie trainieren immer im ständigen Wechsel der Beinposition mit kurzen Haltephasen.

24 Seitheben mit Gewicht im tiefen Ausfallschritt

Zielmuskulatur
- ✓ Schulter- und Nackenmuskulatur
- ✓ Rumpfmuskulatur

Wirkung
- ✓ Stärkt Rücken- und Schultermuskulatur
- ✓ Trainiert Gleichgewicht und Körperstabilität
- ✓ Verbessert die Schulterbeweglichkeit

Handinnenseiten zeigen zum Körper
Core ist aktiv
Fußspitze aufsetzen
90-Grad-Winkel
Knie am Boden
Schultern tief halten
Arme nicht durchstrecken
Handgelenke gerade
1
2

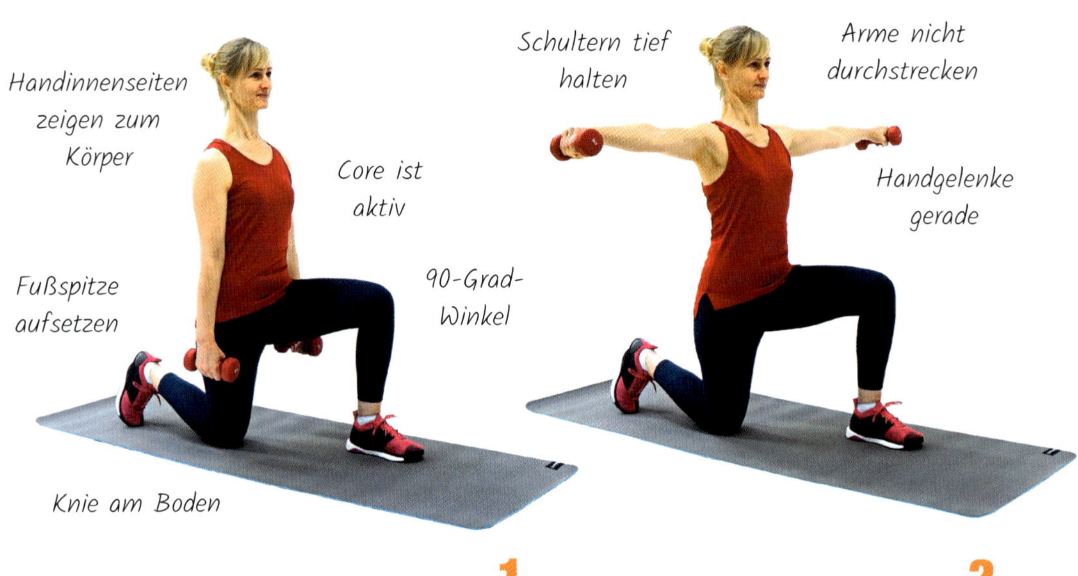

1 Startposition Im hüftbreiten Stand machen Sie mit dem rechten Fuß einen Ausfallschritt nach hinten, beugen die Knie um 90 Grad und setzen das rechte Knie am Boden auf. Für mehr Stabilität stellen Sie die rechte Fußspitze auf und drücken sie in den Boden. Sie richten den Oberkörper auf und strecken beide Arme seitlich am Körper zum Boden. Die Handinnenseiten zeigen zum Körper, Sie halten zwei Gewichte mit den Händen.

2 Ausführung Heben Sie die nahezu gestreckten Arme kontrolliert seitlich bis auf Schulterhöhe nach oben. Halten Sie die Arme in der Endposition für 1 bis 2 Sekunden, dann senken Sie die Arme langsam wieder ab. Die Rumpfmuskulatur bleibt durchgehend angespannt. Halten Sie die Handgelenke gerade und die Schultern tief. Nach mehreren Wiederholungen wechseln Sie die Beinposition und wiederholen das Seitheben.

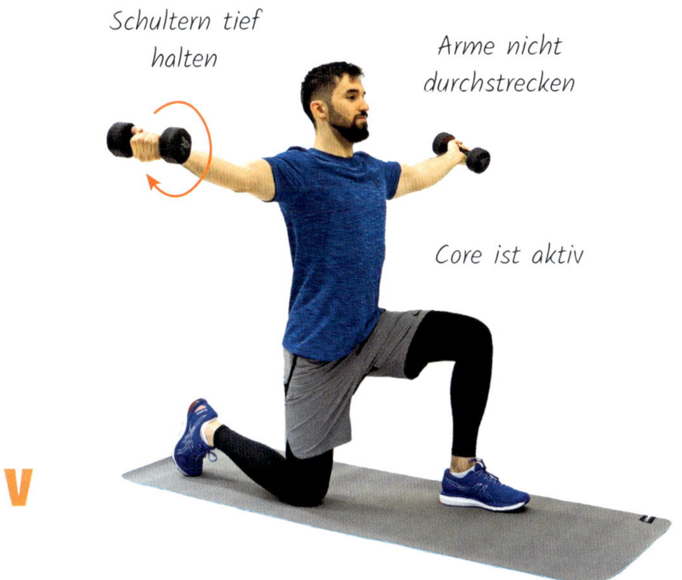

V Übungsvariante Variieren Sie das Seitheben durch Drehung der Arme. Bereits in der Startposition drehen Sie die Handinnenseiten nach außen und heben die Arme seitlich bis auf Schulterhöhe an. Diese Variante spricht verstärkt die Schulter- und Armmuskulatur an.

25 Diagonale Streckung im Einbeinstand

Zielmuskulatur
- ✓ Rumpfmuskulatur
- ✓ Schulter- und Armmuskulatur
- ✓ Bein- und Gesäßmuskulatur

Wirkung
- ✓ Kräftigt die Core-Muskulatur
- ✓ Stärkt Bein- und Gesäßmuskulatur
- ✓ Trainiert Arm- und Schultermuskulatur
- ✓ Verbessert Gleichgewicht, Körperstabilität und Koordination

Oberkörper aufrichten
Band ist vorgespannt
Core ist aktiv
1
Nacken ist gestreckt
Arm seitlich nach oben führen
Bein seitlich nach hinten strecken
2

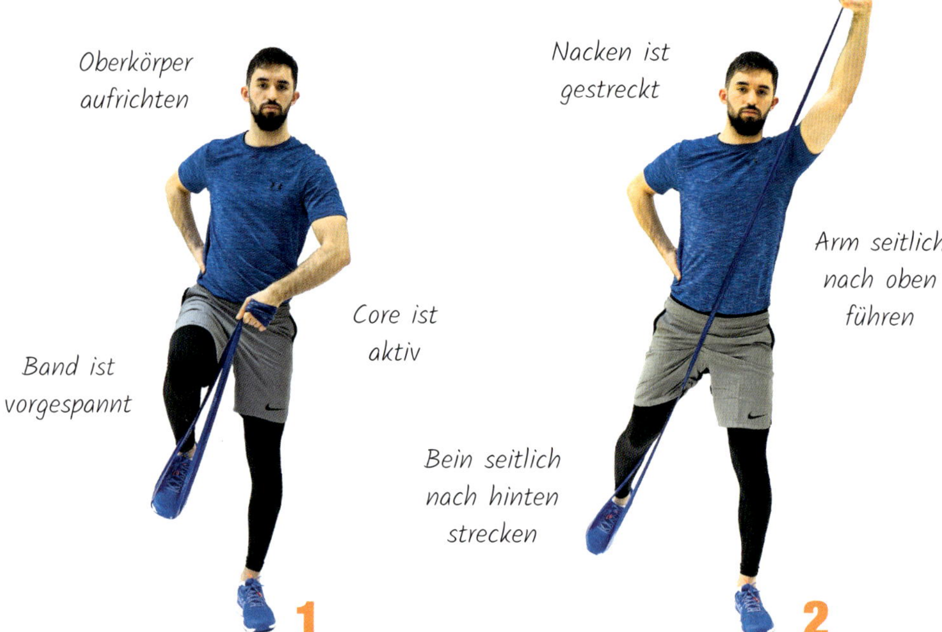

1 Startposition Im hüftbreiten Stand stellen Sie den rechten Fuß mittig auf das Fitnessband und umfassen die Bandenden mit der linken Hand. Dann heben Sie den rechten Fuß vom Boden ab, winkeln das Bein an und führen die linke Hand zum rechten Knie. Sie bringen das Band auf Zug. Den rechten Arm stützen Sie im Hüftbereich auf, der Daumen zeigt nach vorn. Richten Sie den Oberkörper auf und halten Sie Bauch und Gesäß angespannt.

2 Ausführung Mit einer diagonalen Streckung führen Sie zeitgleich das rechte Bein seitlich nach hinten unten und den linken Arm nach links oben. Dann führen Sie Arm und Bein langsam zurück zur Startposition. Sie halten die Körpermitte angespannt und leiten die nächste Streckung ein. Halten Sie das Fitnessband immer unter Spannung. Nach mehreren Wiederholungen wechseln Sie die Seiten.

26 Hohes Seitheben mit Gewicht im tiefen Ausfallschritt

Zielmuskulatur
- ✓ Arm- und Schultermuskulatur
- ✓ Nacken- und obere Rückenmuskulatur
- ✓ Rumpfmuskulatur

Wirkung
- ✓ Stärkt Rücken- und Schultermuskulatur
- ✓ Trainiert Gleichgewicht und Körperstabilität
- ✓ Verbessert die Überkopfbeweglichkeit

Handrücken zeigen zum Körper
Core ist aktiv
Fußspitze aufsetzen
90-Grad-Winkel
Knie am Boden
1
Arme seitlich über den Kopf heben
Arme, Rumpf und rechter Oberschenkel in einer Linie
2

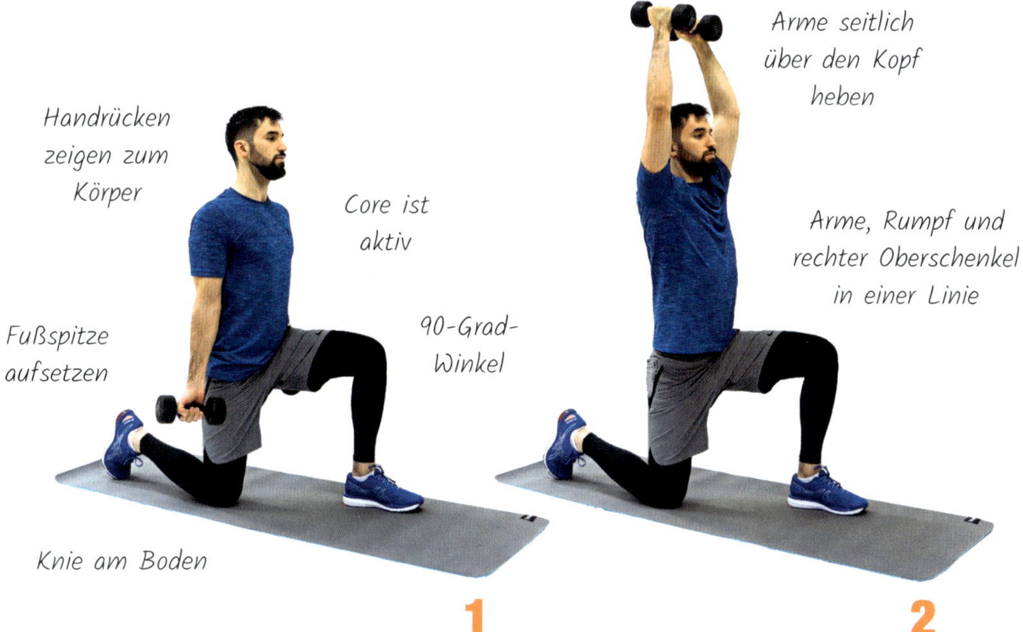

1 Startposition Im hüftbreiten Stand machen Sie mit dem rechten Fuß einen Ausfallschritt nach hinten, beugen die Knie um 90 Grad und setzen das rechte Knie am Boden auf. Für mehr Stabilität stellen Sie die rechte Fußspitze auf und drücken sie in den Boden. Sie richten den Oberkörper auf und strecken beide Arme seitlich am Körper zum Boden. Die Handinnenseiten zeigen nach außen, Sie halten zwei Gewichte mit den Händen.

2 Ausführung Heben Sie die gestreckten Arme kontrolliert seitlich nach oben, bis sie nahezu senkrecht stehen und eine Linie mit dem Oberkörper bilden. Halten Sie kurz die Arme in der Streckposition. Dann senken Sie die Arme langsam wieder ab. Achten Sie darauf, dass die Handgelenke gerade und die Schultern tief bleiben. Nach mehreren Wiederholungen wechseln Sie die Beinposition und führen einen zweiten Übungssatz aus.

27 Rotation im Kniestütz und in der Liegestützposition

Zielmuskulatur
- ✓ Rumpfmuskulatur
- ✓ Brust- und Schultermuskulatur
- ✓ Beinmuskulatur

Wirkung
- ✓ Kräftigt die Core-Muskulatur sowie Bein- und Gesäßmuskulatur
- ✓ Trainiert Brust- und Schultermuskulatur
- ✓ Verbessert die Körperstabilität und die Beweglichkeit der Wirbelsäule
- ✓ Fördert Beweglichkeit und Stabilität der Schultern

Rücken und Nacken sind gerade
Schultern tief halten
Oberschenkel parallel zueinander
Core ist aktiv
1
Arm steht senkrecht
Kopf folgt der Drehung
Hände unter den Schultergelenken
Nacken ist gestreckt
2

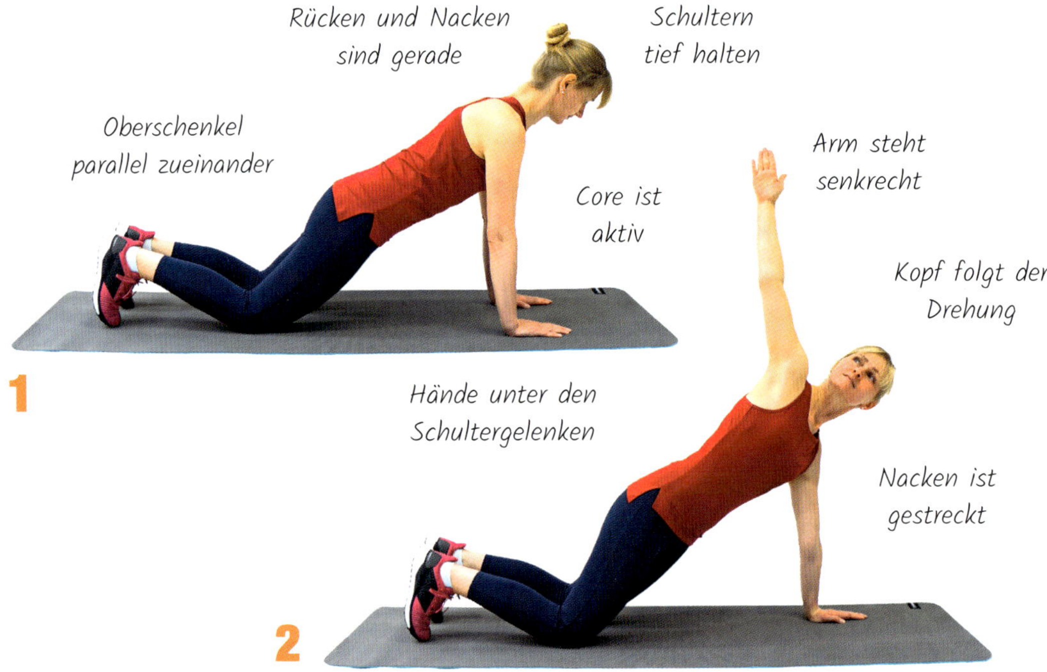

1 Startposition Im Vierfüßlerstand schieben Sie die Knie nach hinten, um den Winkel zwischen Oberschenkel und Bauch zu vergrößern. Die Oberschenkel zeigen parallel zueinander, Sie stellen die Fußspitzen am Boden auf. Die Arme zeigen senkrecht zum Boden.

2 Ausführung Drehen Sie den Oberkörper zur rechten Seite auf, indem Sie den Arm seitlich nach oben ziehen, bis er nahezu senkrecht steht. Sie verlagern das Körpergewicht auf den linken Arm. Der Kopf folgt der Rotationsbewegung, Sie richten den Blick zur Hand. Dann drehen Sie sich zurück zur Startposition, ohne die rechte Hand am Boden aufzusetzen, und leiten die nächste Rotationsbewegung ein. Nach mehreren Wiederholungen wechseln Sie zur linken Seite.

Körper in einer Linie
Arme stehen senkrecht
V
Kopf folgt der Drehung
Arme in einer Linie

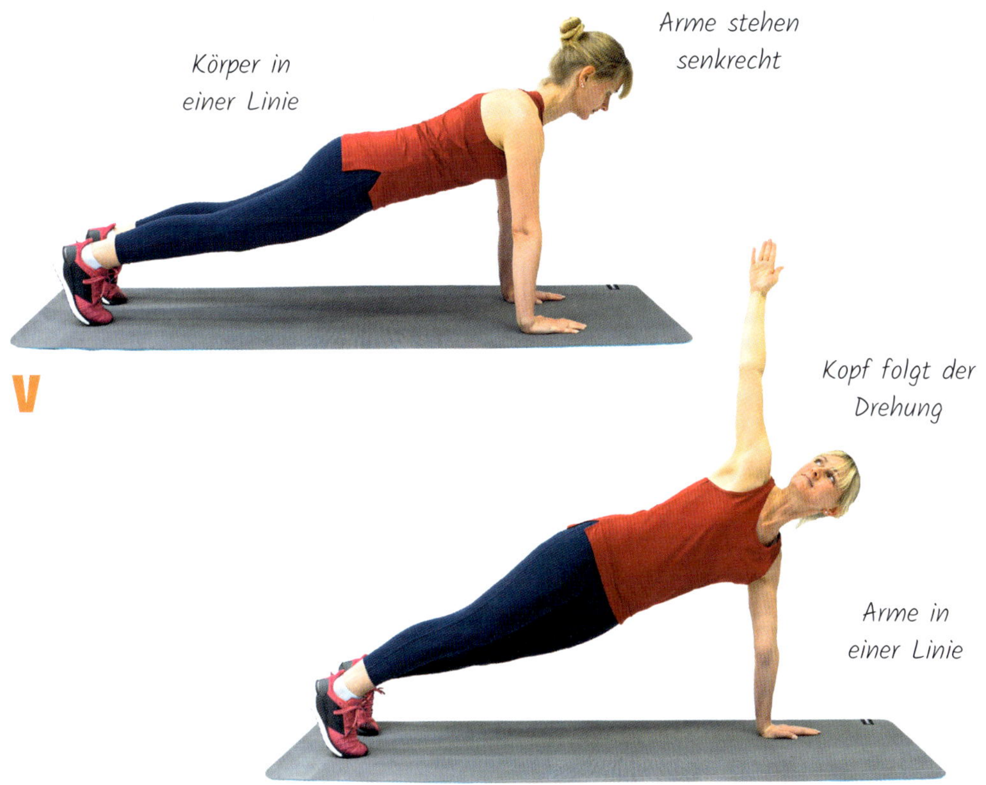

V Übungsvariante Sie intensivieren die Übung, indem Sie die Rotation in der Liegestützausgangsposition ausführen. Stellen Sie die Füße mindestens schulterbreit am Boden auf. Dann heben Sie einen Arm und führen ihn entsprechend der Kniestütz-Variante gestreckt seitlich nach oben. Alternativ zur einseitigen Rotation, können Sie auch nach jeder Drehung die Seite wechseln.

28 Rotation im Unterarmstütz (Rotierende Plank)

Zielmuskulatur

- ✓ Rumpfmuskulatur
- ✓ Brust- und Schultermuskulatur
- ✓ Trizeps
- ✓ Beinmuskulatur
- ✓ Hüft- und Gesäßmuskulatur

Wirkung

- ✓ Kräftigt die Core-Muskulatur und stärkt Hüft- und Gesäßmuskulatur
- ✓ verbessert die Körperstabilität und die Beweglichkeit der Wirbelsäule
- ✓ fördert Beweglichkeit und Stabilität der Schultern

Körper bildet eine Linie
Beine mindestens hüftbreit geöffnet
Ellenbogen unterhalb der Schultern
1
Oberarm steht senkrecht
Core ist aktiv
Nacken ist gestreckt
2

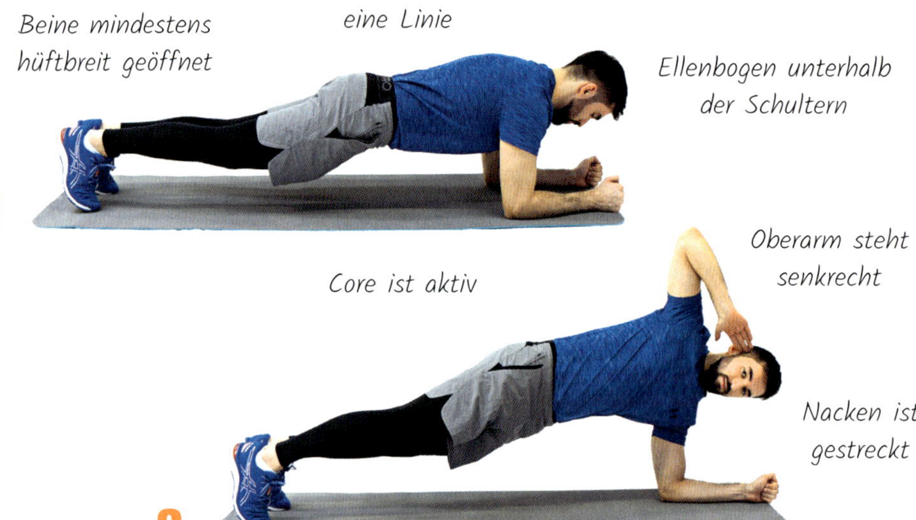

1 Startposition In der Bauchlage stützen Sie sich auf den Unterarmen ab und stellen die gestreckten Beine mindestens hüftbreit auf die Fußspitzen auf. Die Ellenbogen befinden sich direkt unter den Schultern. Sie spannen die Rumpfmuskulatur an und heben den Körper vom Boden ab. Halten Sie den Nacken gestreckt und den Blick zum Boden gerichtet.

2 Ausführung Winkeln Sie den rechten Arm an und setzen Sie die Hand seitlich am Kopf auf. Der Ellenbogen zeigt zum Boden. Dann drehen Sie den Oberkörper so weit wie möglich seitlich auf, bis der rechte Oberarm nahezu senkrecht zum Boden zeigt. Der Kopf folgt der Bewegung, Sie blicken nach rechts. Gleichzeitig verlagern Sie das Körpergewicht auf den linken Arm. Nun drehen Sie sich zurück zur Startposition, halten die rechte Hand am Kopf und leiten die nächste Drehung ein. Nach mehreren Wiederholungen wechseln Sie die Seite. Achten Sie auf ein gleichmäßiges Bewegungstempo.

29 Schwimmer in Bauchlage

Zielmuskulatur
- ✓ Rumpfmuskulatur
- ✓ Schulter- und Schultergürtelmuskulatur
- ✓ Gesäß- und Beinmuskulatur

Wirkung
- ✓ Kräftigt die Core-Muskulatur
- ✓ Mobilisiert und kräftigt die Schultern und den oberen Rücken
- ✓ Aktiviert Gesäß- und Beinmuskulatur
- ✓ Fördert Koordination, Ausdauer und Beweglichkeit

Gesäß und Beine anspannen
Bauch und Schultergürtel aktivieren
Nacken ist gestreckt
1
Bauchmuskeln aktiv halten, um übermäßige Hohlkreuzbildung zu vermeiden
Arme sind gestreckt
2
Blick zum Boden

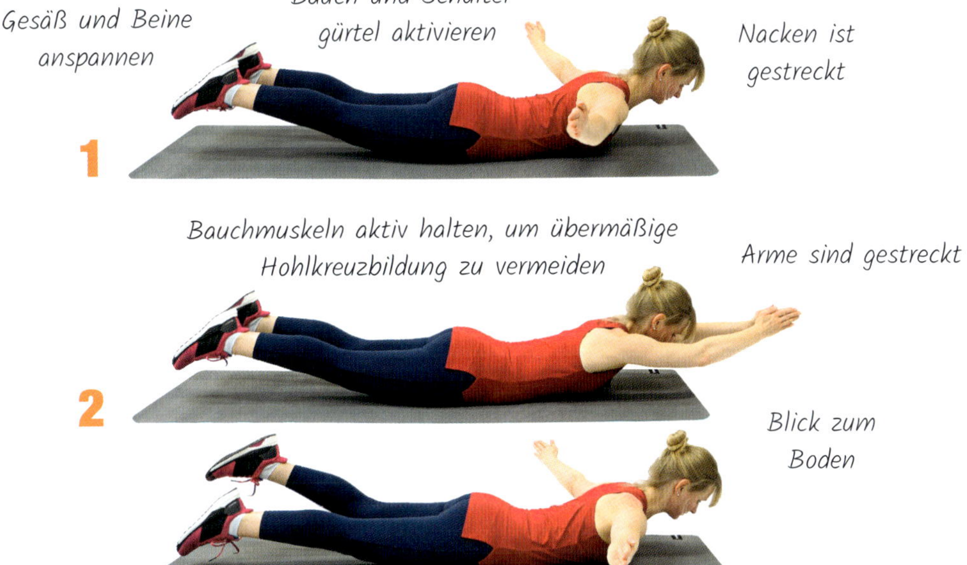

1 Startposition In Bauchlage strecken Sie die Arme seitlich aus und drehen die Handflächen nach vorn. Dann spannen Sie die Bauch- und Gesäßmuskulatur an und ziehen den Bauchnabel in Richtung Wirbelsäule. Sie heben Kopf, Schultern, Arme und Beine vom Boden ab und strecken die Fußspitzen. Halten Sie den Kopf in Verlängerung zur Wirbelsäule und den Blick zum Boden gerichtet. Fühlen Sie die Körperspannung und atmen Sie gleichmäßig ein und aus.

2 Ausführung Führen Sie die Arme über dem Kopf zusammen. Die Handflächen zeigen zueinander. Dann öffnen Sie die Arme wieder und ziehen sie seitlich nach hinten. Gleichzeitig werden die gestreckten Beine wechselseitig auf und ab bewegt. Sie führen mit den Beinen kleine Bewegungen wie beim Brust- oder Rückenkraulen aus. Halten Sie während der Arm- und Beinbewegungen den Körper möglichst stabil und den Blick zum Boden gerichtet.

30 Rudern in Bauchlage

Zielmuskulatur
- ✓ Rumpfmuskulatur
- ✓ Schulter- und Schultergürtelmuskulatur
- ✓ Gesäßmuskulatur
- ✓ Armmuskulatur (Variante)

Wirkung
- ✓ Kräftigt die Core-Muskulatur
- ✓ Trainiert Schulter- und Schultergürtelmuskulatur
- ✓ Aktiviert Gesäß- und Beinmuskulatur
- ✓ Fördert Kraft und Ausdauer

Gesäß und Beine anspannen
Nacken ist gestreckt
1
Blick zum Boden
Bauch und Schultergürtel aktivieren
Arme strecken
2
Ellenbogen nach hinten und oben ziehen

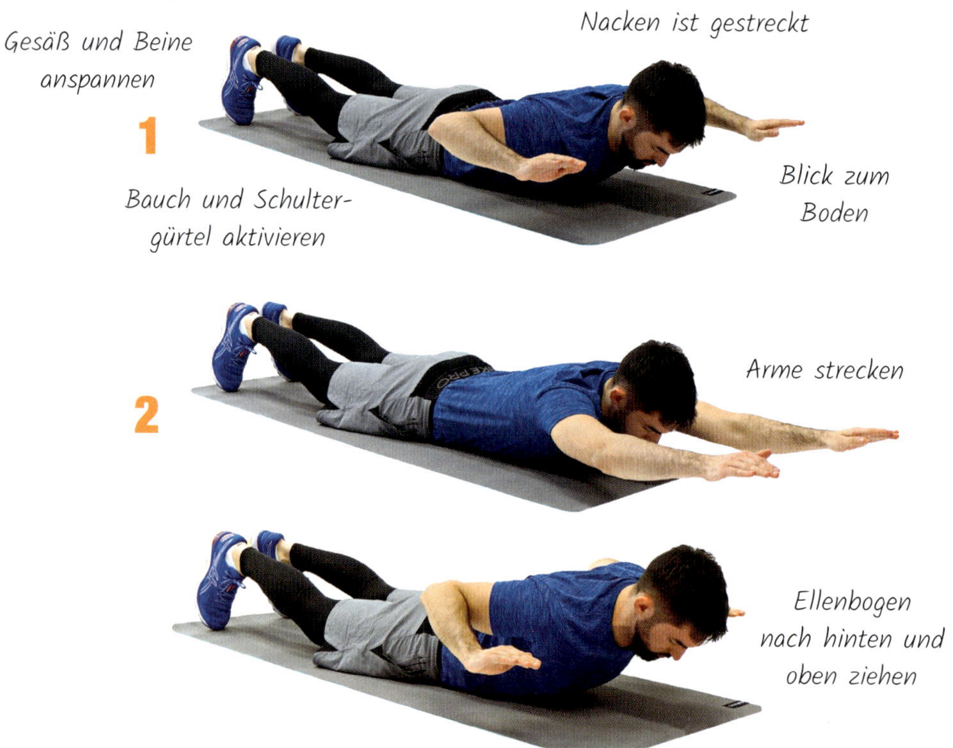

1 Startposition In der Bauchlage strecken Sie die Beine und stellen die Füße hüftbreit geöffnet auf die Fußspitzen auf. Die Arme werden um 90 Grad angewinkelt und liegen rechts und links neben dem Kopf. Der Blick wird zum Boden gerichtet, die Halswirbelsäule ist gestreckt. Sie spannen die Oberschenkel- und Gesäßmuskulatur an und drücken die Knie durch. Die Fußspitzen und das Becken werden fest auf den Boden gedrückt. Gleichzeitig aktivieren Sie die Bauchmuskulatur, indem Sie den Bauchnabel Richtung Wirbelsäule ziehen. Sie heben Schultern und Arme vom Boden ab und ziehen die Schulterblätter Richtung Wirbelsäule und nach unten. Halten Sie den Nacken gestreckt und den Blick zum Boden gerichtet.

V

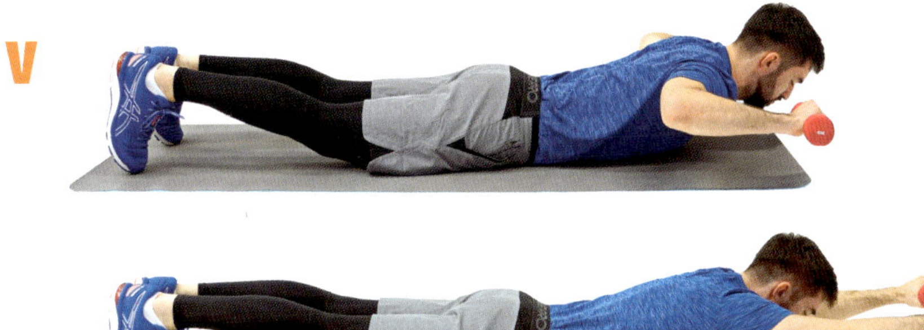

Bauchmuskeln aktiv halten, um übermäßige Hohlkreuzbildung zu vermeiden

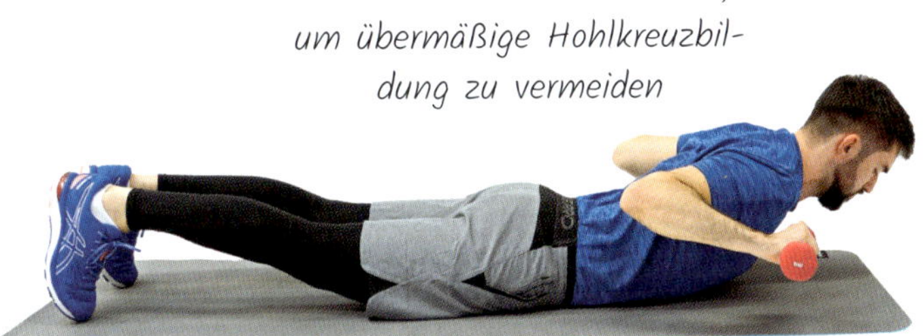

2 Ausführung Strecken Sie beide Arme langsam und kontrolliert nach vorn aus. Halten Sie die Handflächen zum Boden gerichtet und die Arme waagerecht. Dann winkeln Sie die Arme wieder an und ziehen dabei die Ellenbogen so weit wie möglich nach hinten und oben. Die Schulterblätter wandern Richtung Wirbelsäule. Atmen Sie gleichmäßig und vermeiden Sie Pressatmung. Der Blick bleibt immer zum Boden gerichtet.

V Übungsvarianten Sie intensivieren die Übung, indem Sie die gestreckten Arme für 2 bis 3 Sekunden halten und erst dann die Bewegung umkehren. Zur weiteren Übungsintensivierung verwenden Sie 2 Gewichte. Halten Sie die Bauchmuskulatur maximal angespannt, um eine übermäßige Hohlkreuzbildung zu vermeiden.

31 Diagonale Arm-/Beinstreckung in Rückenlage

Zielmuskulatur
- ✓ Rumpfmuskulatur (Bauchmuskulatur)
- ✓ Schultermuskulatur
- ✓ Hüft- und Beinmuskulatur

Wirkung
- ✓ Kräftigt die Core-Muskulatur
- ✓ Mobilisiert Schultern und Hüften
- ✓ Verbessert die Körperhaltung
- ✓ Trainiert Ausdauer und Koordination

1

Rücken hat Bodenkontakt
Knie über den Hüften

2

Core ist aktiv
Arm und Bein tief absenken, ohne Bodenkontakt

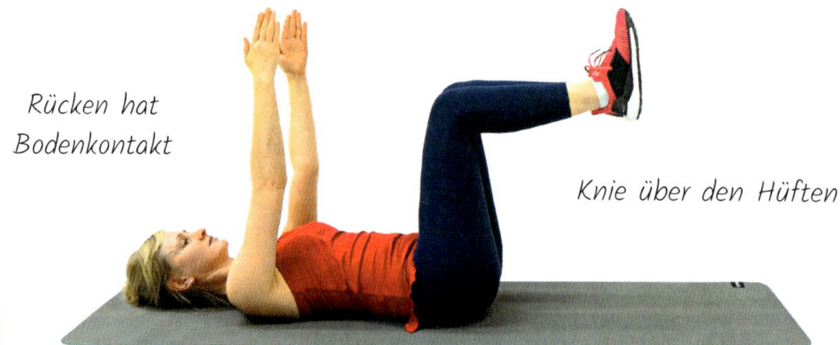

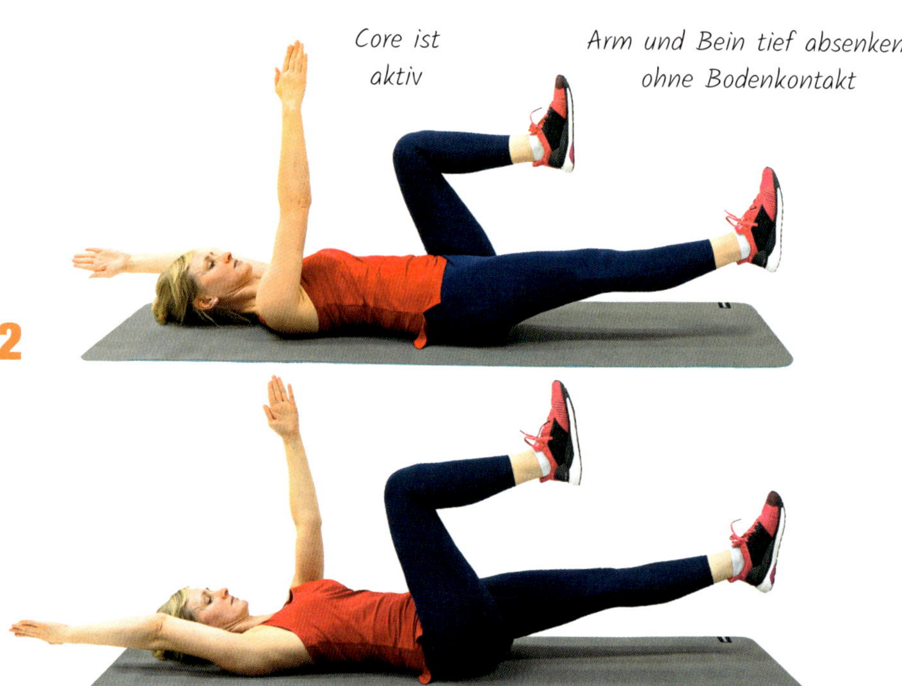

V

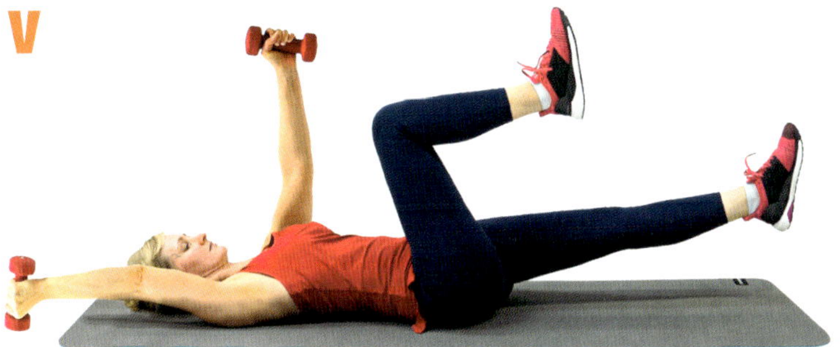

1 Startposition In Rückenlage auf der Matte strecken Sie die Arme in Blickrichtung nach oben aus, heben die Füße vom Boden ab und winkeln die Knie um 90 Grad an. Spannen Sie die Bauchmuskulatur an und drücken Sie die Lendenwirbelsäule auf den Boden.

2 Ausführung Senken Sie das rechte Bein und den linken Arm langsam ab. Wenige Zentimeter vor dem Boden stoppen Sie die Abwärtsbewegung, halten kurz die Position und ziehen den Körper lang. Dann führen Sie Arm und Bein zurück zur Startposition, wechseln die Seiten und senken das linke Bein und den rechten Arm langsam ab.
Achten Sie auf ein gleichmäßiges Bewegungstempo und atmen Sie normal weiter. Je nach Leistungsstand führen Sie die diagonale Streckung über einen Zeitraum von bis zu 60 Sekunden aus.

V Übungsvariante Sie intensivieren die Übung, indem Sie mit Hanteln trainieren. Führen Sie die Bewegungen langsam aus und halten Sie den unteren Rücken am Boden.

32 Schwebesitz, statisch mit Druck

Zielmuskulatur

- ✓ Rumpfmuskulatur (Rückenstreckmuskulatur, Bauchmuskulatur)
- ✓ Muskulatur der Oberschenkelvorderseite
- ✓ Hüftmuskulatur

Wirkung

- ✓ Kräftigt die Core-Muskulatur
- ✓ Trainiert Oberschenkel- und Hüftmuskulatur
- ✓ Fördert Gleichgewicht und Körperstabilität
- ✓ Verbessert die Körperhaltung

Arme seitlich der Knie strecken
Core ist aktiv
Rücken um ca. 45 Grad geneigt
1

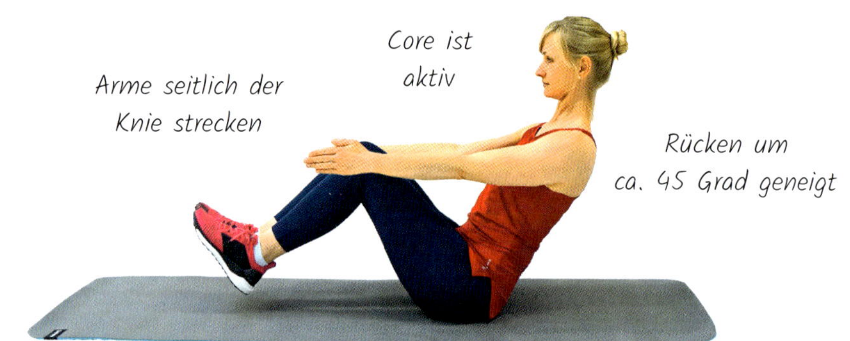

1 Startposition Setzen Sie sich mit angewinkelten Beinen auf eine Matte. Sie spannen die Bauchmuskulatur an, strecken die Wirbelsäule und lehnen sich leicht zurück. Dann heben Sie die Füße vom Boden ab und strecken die Arme seitlich der Oberschenkel nach vorn. Der Rücken bleibt gestreckt und wird um ca. 45 Grad nach hinten geneigt.

2 Ausführung Strecken Sie das linke Bein in Blickrichtung nach vorn aus. Dann legen Sie beide Hände übereinander auf dem angewinkelten rechten Oberschenkel ab und üben Druck gegen den Oberschenkel aus. Je nach Leistungsstand halten Sie die Position unter Druck bis zu 30 Sekunden. Jetzt lösen Sie die Hände langsam vom rechten Oberschenkel und strecken das rechte Bein gerade nach vorn aus. Gleichzeitig winkeln Sie das linke Bein an, legen beide Hände auf dem linken Oberschenkel ab und bauen wieder Druck auf. Halten Sie die Position noch einmal bis zu 30 Sekunden.

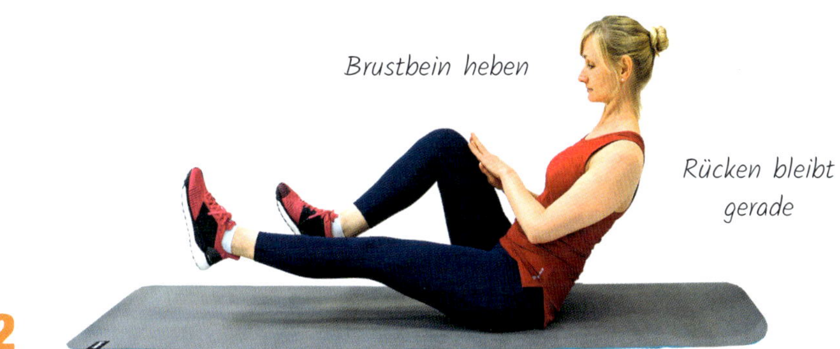

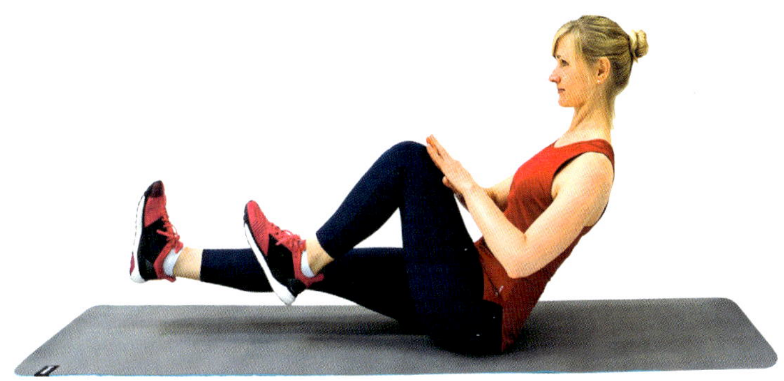

V Übungsvarianten Alternativ führen Sie die Übung dynamisch aus, indem Sie nur für ca. 5 Sekunden Druck gegen den Oberschenkel ausüben, dann das angewinkelte Bein strecken und die Seite wechseln. Sie trainieren im ständigen Wechsel der Seiten über einen Zeitraum von bis zu 60 Sekunden.
Sie vereinfachen die Übung, indem Sie in der Startposition mit beiden Händen leichten Druck gegen die Oberschenkel ausüben. Sie halten beide Beine in der Schwebesitzposition angewinkelt, den Rücken gerade und den Blick nach vorn gerichtet.

33 Hüftheben mit diagonaler Streckung im seitlichen Knie-/Handstütz

Zielmuskulatur

- ✓ Rumpfmuskulatur (Rückenstreckmuskulatur, seitliche Bauchmuskeln)
- ✓ Schultermuskulatur
- ✓ Gesäß- und Hüftmuskulatur

Wirkung

- ✓ Kräftigt die Core-Muskulatur
- ✓ Mobilisiert die Schultern
- ✓ Trainiert Gleichgewicht und Körperstabilität
- ✓ Verbessert die Überkopfbeweglichkeit
- ✓ Stärkt die Hüften

Core ist aktiv
Arm steht senkrecht
Oberschenkel stehen parallel übereinander
1
Nacken ist gestreckt
Hüfte nicht absenken
Oberschenkel und Arm in einer Linie
2

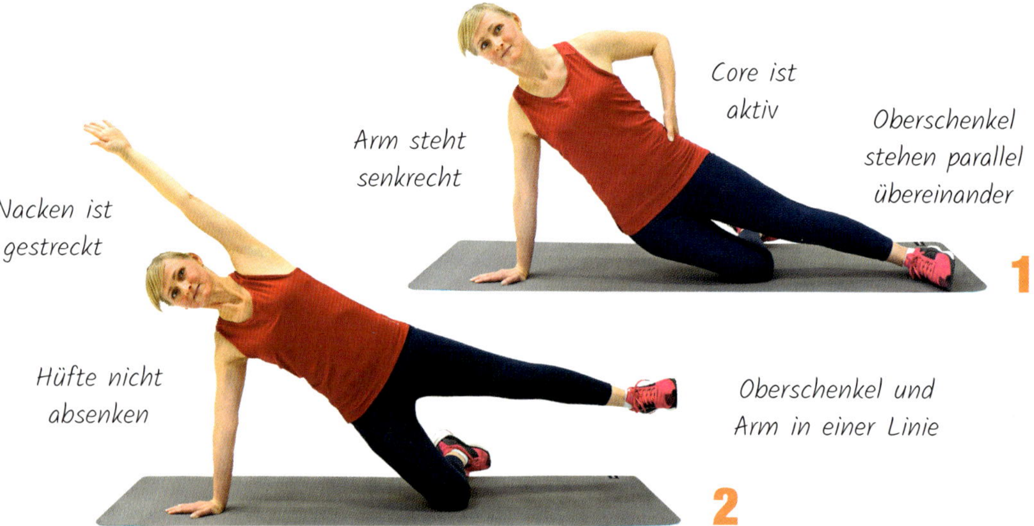

1 Startposition In der Seitenlage stützen Sie sich mit der Hand des unteren Arms am Boden auf und winkeln das untere Bein um 90 Grad an. Das obere Bein ist gestreckt, die Oberschenkel stehen parallel übereinander. Die Hand des Stützarms befindet sich unterhalb der Schulter. Die Hand des oberen Arms setzen Sie in der Hüfte auf, der Daumen zeigt nach vorn. Sie spannen die Gesäß- und Bauchmuskulatur an und heben die Hüfte einige Zentimeter vom Boden ab.

2 Ausführung Drücken Sie die Hüften nach oben, heben Sie zeitgleich das obere Bein vom Boden ab, bis es nahezu waagerecht steht, und führen Sie den oberen Arm über den Kopf nach oben in Verlängerung zum unteren Oberschenkel. Sie halten die seitliche Stützposition einige Sekunden. Dann kehren Sie zur Startposition zurück, ohne die Hüfte am Boden abzulegen, und leiten die nächste Wiederholung ein. Heben Sie die Hüfte ohne Schwung und achten Sie auf permanente Rumpfspannung. Wechseln Sie die Seite.

34 Rückenbrücke mit Bewegung auf Gewichtsball

Zielmuskulatur

- ✓ Rumpfmuskulatur
- ✓ Bein-, Gesäß- und Hüftmuskulatur

Wirkung

- ✓ Kräftigt die Core-Muskulatur
- ✓ Stärkt Bein- und Gesäßmuskulatur
- ✓ Fördert Körperstabilität und Gleichgewichtsfähigkeit

Core ist aktiv
Handflächen zeigen zum Boden
Fersen haben Ballkontakt
1
Schultern, Arme und Kopf haben Bodenkontakt
Maximale Körperspannung
2

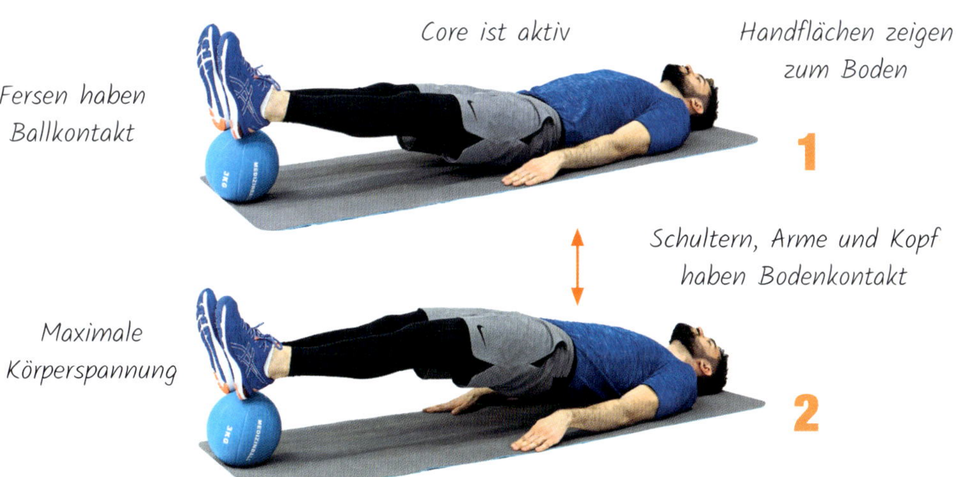

1 Startposition In Rückenlage legen Sie die gestreckten Arme neben dem Becken ab und drehen die Handflächen zum Boden. Dann stellen Sie die Fersen auf einem Gewichtsball auf und spannen die Bauch- und Gesäßmuskulatur an.

2 Ausführung Heben Sie das Becken langsam und kontrolliert so weit wie möglich vom Boden ab. Halten Sie kurz die Position, dann senken Sie das Becken langsam wieder ab, stoppen kurz vor dem Boden und heben es wieder an. Nach mehreren Auf- und Abbewegungen legen Sie das Becken am Boden ab, ziehen zur Entspannung der Rückenmuskulatur die Knie zur Brust und führen anschließend einen zweiten Satz aus.

V Übungsvarianten Sie vereinfachen die Übung, indem Sie die Fersen auf einer Faszien- oder Pilatesrolle ablegen.
Sie intensivieren die Übung, indem Sie in der Rückenbrücke die Arme über den Kopf führen und etwa schulterbreit geöffnet am Boden ablegen.

35 Seitlicher Knie-/Handstütz mit hohem Seitheben mit Gewicht

Zielmuskulatur

- ✓ Rumpfmuskulatur (Rückenstreckmuskulatur, seitliche Bauchmuskeln)
- ✓ Schulter- und obere Rückenmuskulatur
- ✓ Gesäß- und Hüftmuskulatur

Wirkung

- ✓ Kräftigt die Core-Muskulatur
- ✓ Stärkt Rücken- und Schultermuskulatur
- ✓ Trainiert Gleichgewicht und Körperstabilität
- ✓ Verbessert die Überkopfbeweglichkeit

Core ist aktiv
Oberschenkel parallel
Nacken ist gestreckt
Ellenbogen leicht gebeugt
1
Hüfte nicht absenken
2

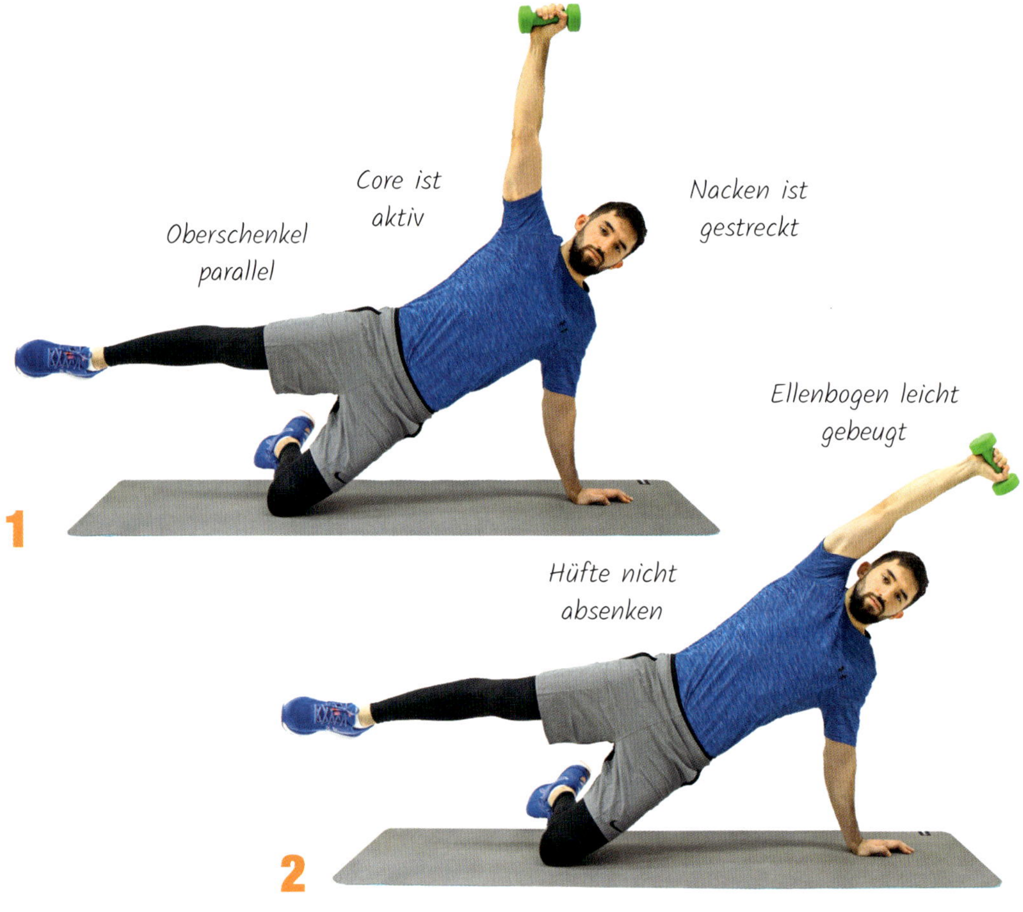

1 Startposition In der Seitenlage stützen Sie sich mit der Hand des unteren Arms am Boden auf, winkeln das untere Bein um 90 Grad an und heben die Hüfte vom Boden ab. Die Hand vom oberen Arm hält ein Gewicht, der Arm ist senkrecht nach oben gestreckt. Heben Sie das obere Bein an, bis es waagerecht zum Boden zeigt. Die Oberschenkel stehen parallel übereinander. Achten Sie auf eine permanente Gesäß- und Bauchspannung.

Hand unter
der Schulter
V
Arm und Rumpfaußen-
seite in einer Linie

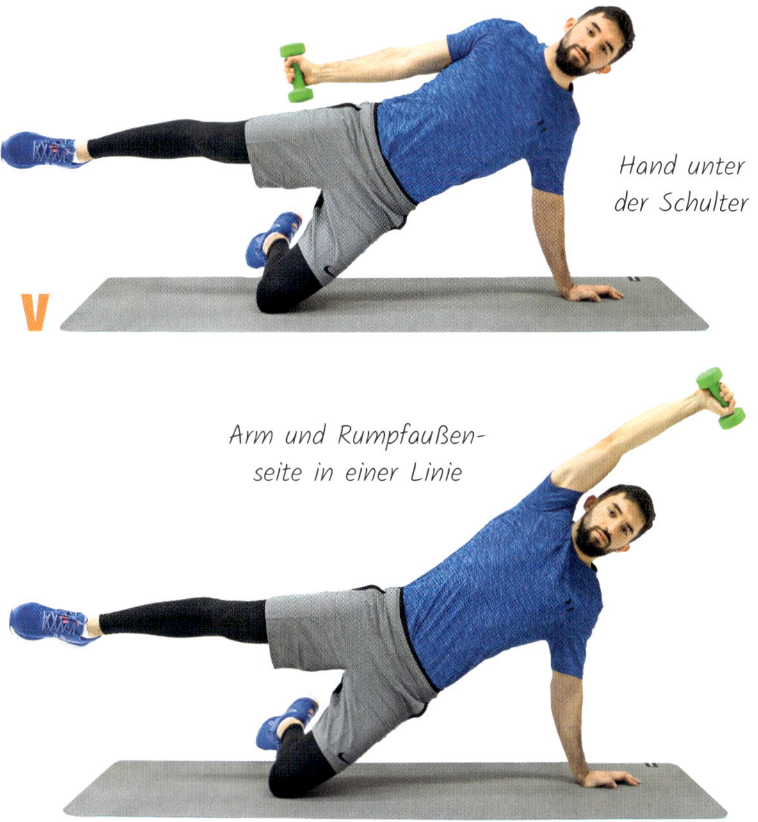

2 Ausführung Mit einer kontrollierten Bewegung führen Sie den oberen Arm über den Kopf, bis er eine Linie mit dem Oberkörper bildet, und bewegen ihn dann wieder zurück zur Startposition. Sie bewegen den Arm in einem Winkel von ca. 90 Grad und halten dabei den Ellenbogen leicht gebeugt. Wechseln Sie die Seite.

V Übungsvariante Zur Intensivierung der Übung vergrößern Sie den Bewegungsradius, indem Sie den oberen Arm in Richtung Oberschenkel ausstrecken und ihn dann seitlich über den Kopf ziehen. Die Kombination aus größerem Bewegungsradius und Gewicht erzeugt mehr Instabilität, die der Körper ausgleichen muss.

36 Schwebender Vierfüßlerstand mit Beinheben

Zielmuskulatur
- ✓ Rumpfmuskulatur (Rückenstreckmuskulatur, Bauchmuskulatur)
- ✓ Schultermuskulatur
- ✓ Bein- und Gesäßmuskulatur

Wirkung
- ✓ Kräftigt die Core-Muskulatur
- ✓ Trainiert Kraft und Ausdauer
- ✓ Fördert die Körperstabilität

Knie unter den Hüftgelenken
Fußspitzen aufstellen
Hände unter den Schultergelenken
1
Knie vom Boden lösen

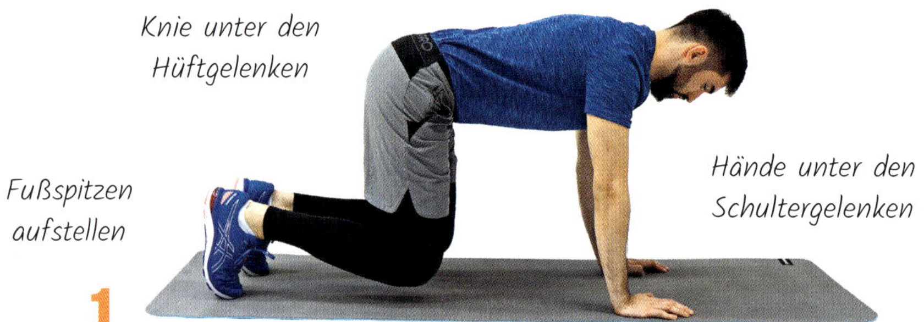

1 Startposition Im Vierfüßlerstand stützen Sie sich mit den Händen unterhalb der Schultern am Boden ab und positionieren die Knie im hüftbreiten Abstand. Die Oberschenkel stehen senkrecht zum Boden, die Füße werden auf die Fußspitzen aufgestellt. Sie halten den Kopf in Verlängerung zur Wirbelsäule. Jetzt spannen Sie die Körpermitte an und heben die Knie einige Zentimeter vom Boden ab. Der Rücken bildet eine gerade Linie.

2

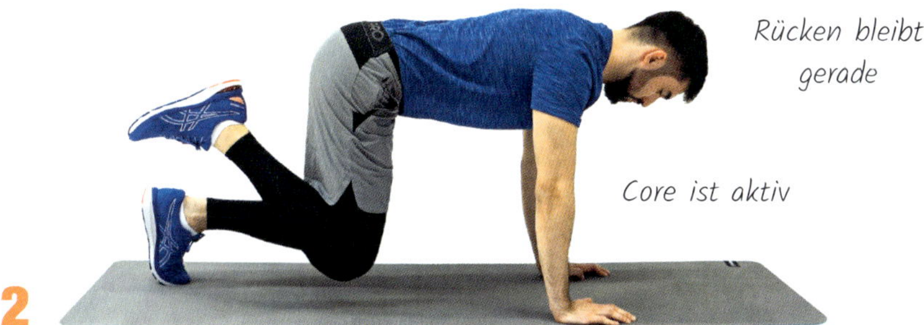

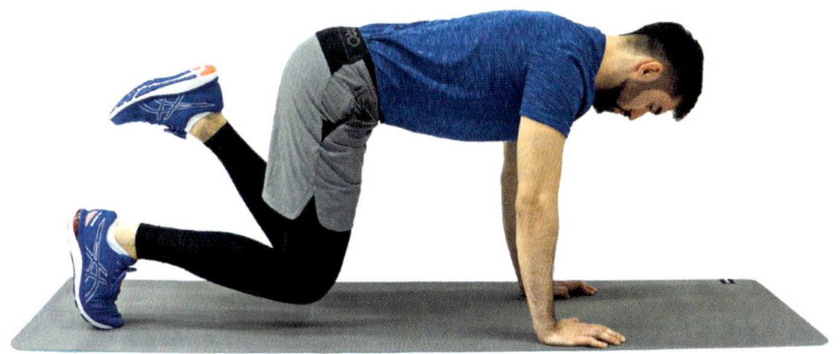

2 Ausführung Heben Sie abwechselnd den linken und rechten Fuß vom Boden ab. Halten Sie 2 bis 3 Sekunden die Position, bevor Sie den Fuß wieder auf die Fußspitze aufstellen und die Seite wechseln. Achten Sie darauf, dass der Oberkörper beim wechselseitigen Anheben der Füße nicht verdreht wird und der Rücken gerade bleibt. Die Körpermitte ist durchgehend angespannt.

V Übungsvariante Kombinieren Sie das wechselseitige Beinheben mit der Übung 37 „Schwebender Vierfüßlerstand mit wechselseitigem Armheben", indem Sie abwechselnd das rechte Bein und den linken Arm, beziehungsweise das linke Bein und den rechten Arm anheben.

37 Schwebender Vierfüßlerstand mit Armheben

Zielmuskulatur

- ✓ Rumpfmuskulatur (Rückenstreckmuskulatur, Bauchmuskulatur)
- ✓ Schulter- und Armmuskulatur
- ✓ Bein- und Gesäßmuskulatur

Wirkung

- ✓ Kräftigt die Core-Muskulatur
- ✓ Fördert Kraft und Ausdauer von Schultern und Armen
- ✓ Verbessert die Körperstabilität

Knie unter den Hüftgelenken
Hände unter den Schultergelenken
Fußspitzen aufstellen
Knie vom Boden lösen
1
Rücken bleibt gerade
Core ist aktiv
2

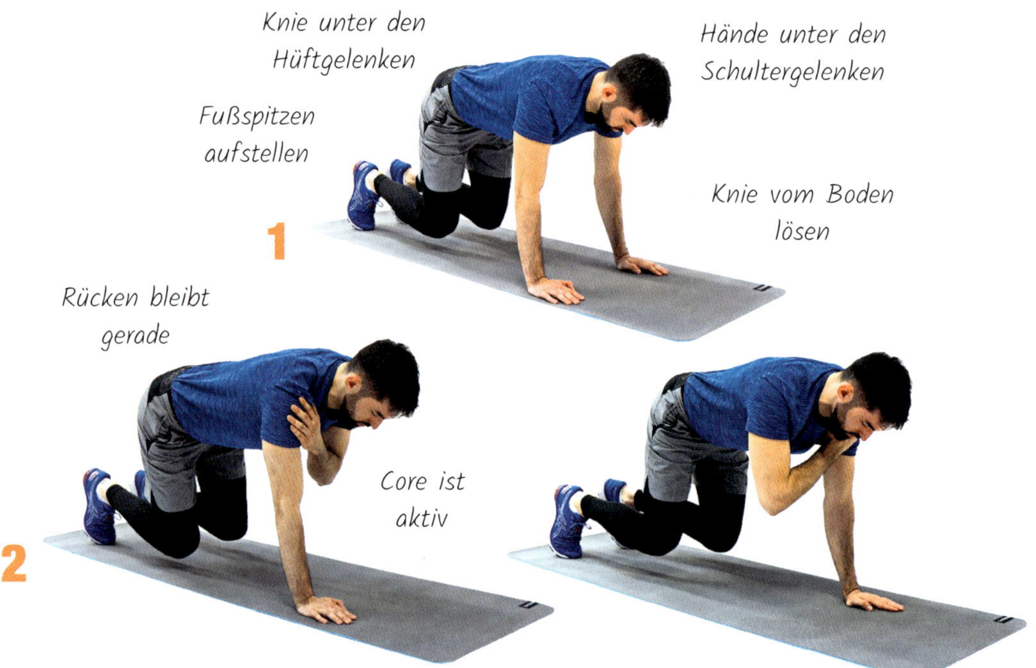

1 Startposition Im Vierfüßlerstand stützen Sie sich mit den Händen unterhalb der Schultern am Boden ab und positionieren die Knie im hüftbreiten Abstand. Die Oberschenkel stehen senkrecht zum Boden, die Füße werden auf die Fußspitzen aufgestellt. Sie halten den Kopf in Verlängerung zur Wirbelsäule. Jetzt spannen Sie die Körpermitte an und heben die Knie einige Zentimeter vom Boden ab. Der Rücken bildet eine gerade Linie.

2 Ausführung Lösen Sie die rechte Hand vom Boden und tippen Sie die linke Schulter an. Dann setzen Sie die Hand wieder unterhalb der Schulter am Boden auf, lösen die linke Hand vom Boden und tippen die rechte Schulter an. Sie trainieren im ständigen Wechsel der Seiten. Halten Sie den Rücken während der Übungsausführung gerade und die Körpermitte angespannt.

38 Schulterbrücke mit Beinabduktion

Zielmuskulatur

- ✓ Rumpfmuskulatur
- ✓ Bein-, Gesäß- und Hüftmuskulatur (Abduktoren, Adduktoren)

Wirkung

- ✓ Kräftigt die Core-Muskulatur
- ✓ Stärkt Bein- und Gesäßmuskulatur
- ✓ Trainiert Adduktoren und Abduktoren
- ✓ Verbessert die Körperstabilität
- ✓ Dehnt Brust- und vordere Schultermuskulatur

Oberschenkel zeigen parallel zueinander
Gesäß nicht absenken
Bein und Oberkörper in einer Linie
1
Bein seitlich abspreizen
Core ist aktiv
2

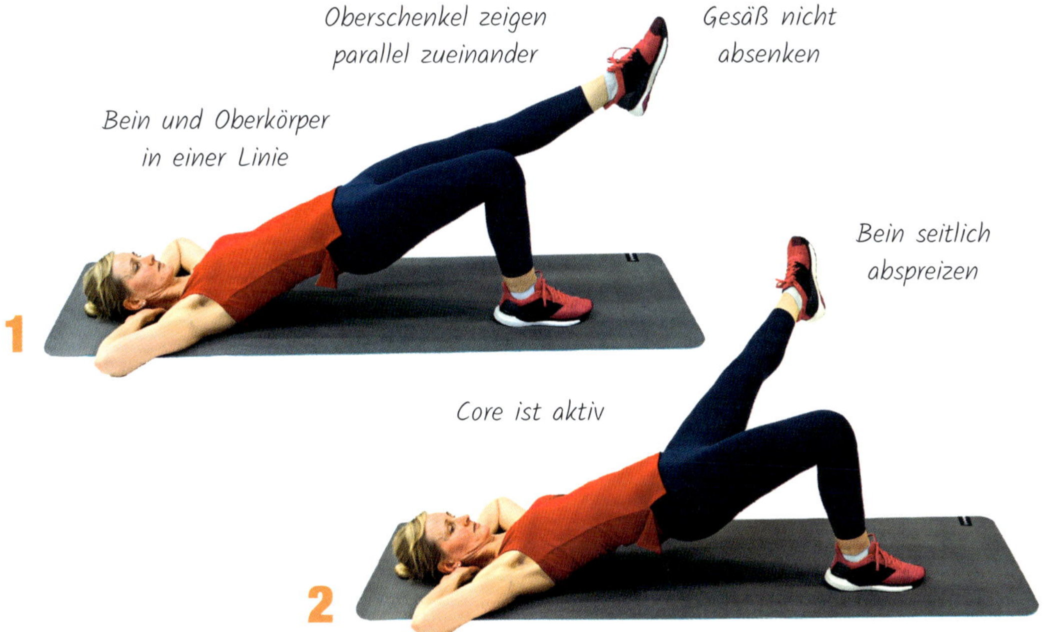

1 Startposition In Rückenlage verschränken Sie die Arme unter dem Kopf, winkeln die Beine an und stellen die Füße ca. 20 Zentimeter vom Gesäß entfernt hüftbreit nebeneinander auf. Dann heben Sie das Becken langsam vom Boden ab, bis Oberschenkel und Oberkörper eine Linie bilden, und strecken das linke Bein in Verlängerung zum Oberkörper aus. Die Körpermitte ist maximal angespannt. Die Oberschenkel zeigen parallel zueinander.

2 Ausführung Spreizen Sie das gestreckte linke Bein so weit wie möglich seitlich ab. Halten Sie dabei den Oberkörper stabil und die Schultern am Boden. Das Gesäß darf nicht absinken. Dann führen Sie das Bein wieder heran und leiten die nächste Abspreizbewegung ein. Nach mehreren Wiederholungen wechseln Sie die Seite.

39 Schulterbrücke auf Faszienrolle mit Beinstreckung

Zielmuskulatur
- ✓ Rumpfmuskulatur
- ✓ Bein- und Gesäßmuskulatur

Wirkung
- ✓ Kräftigt die Core-Muskulatur
- ✓ Stärkt Bein- und Gesäßmuskulatur
- ✓ Dehnt Brust- und vordere Schultermuskulatur
- ✓ Verbessert Gleichgewicht und Körperstabilität

Beine um ca. 90 Grad angewinkelt
Oberschenkel und Oberkörper in einer Linie
1
Oberschenkel zeigen parallel zueinander
Becken nicht absenken
Core ist aktiv
2

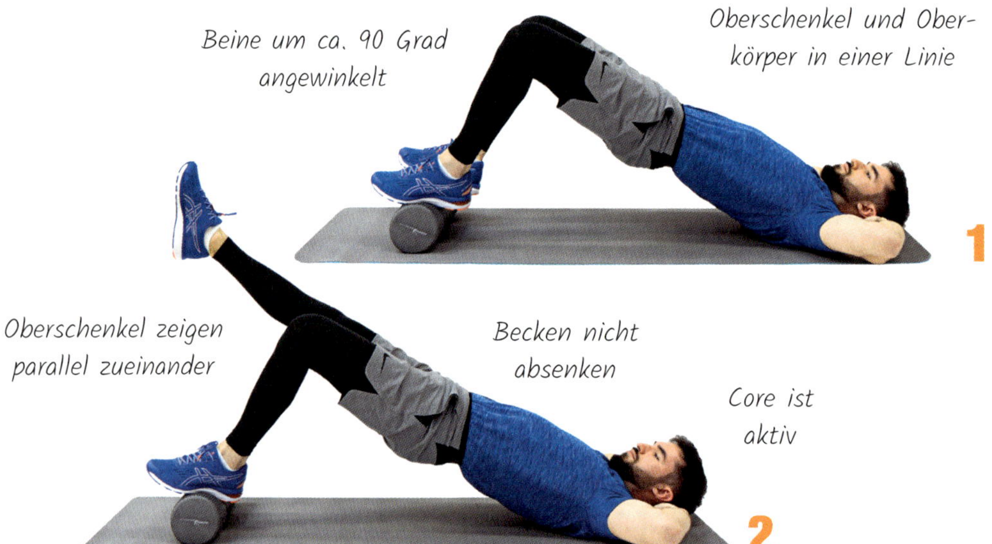

1 Startposition In Rückenlage verschränken Sie die Arme unter dem Kopf, winkeln die Beine an und stellen die Füße nahe am Gesäß etwa hüftbreit nebeneinander auf einer Faszien- oder Pilatesrolle auf. Dann heben Sie das Becken langsam vom Boden ab, bis Oberschenkel und Oberkörper eine Linie bilden. Der Winkel zwischen der Oberschenkelrückseite und den Waden beträgt ca. 90 Grad. Halten Sie die Schulter tief und die Schulterblätter am Boden. Bauch- und Gesäßmuskulatur sind maximal angespannt.

2 Ausführung Heben Sie einen Fuß von der Rolle ab und strecken Sie das Bein in Verlängerung zum Oberkörper gerade nach vorn. Die Oberschenkel zeigen parallel zueinander. Halten Sie die Streckposition bis zu 30 Sekunden, dann winkeln Sie das Bein wieder an und setzen den Fuß auf der Rolle auf. Anschließend wechseln Sie die Seite. Achten Sie auf maximale Körperspannung und lassen Sie das Becken nicht abfallen.

40 Seitstütz mit Kniezug

Zielmuskulatur

- ✓ Rumpfmuskulatur (Rückenstreckmuskulatur, seitliche Bauchmuskeln)
- ✓ Schultermuskulatur
- ✓ Trizeps
- ✓ Abduktoren

Wirkung

- ✓ Kräftigt die Core-Muskulatur
- ✓ Trainiert die Schultermuskulatur
- ✓ Fördert Gleichgewicht und Körperstabilität
- ✓ Verbessert die Hüftbeweglichkeit

Bein zeigt waagerecht zum Boden
Oberschenkel stehen parallel übereinander
Ellenbogen unter der Schulter
1

Core ist aktiv
Knie zur Brust ziehen
Hüfte nicht verdrehen
2

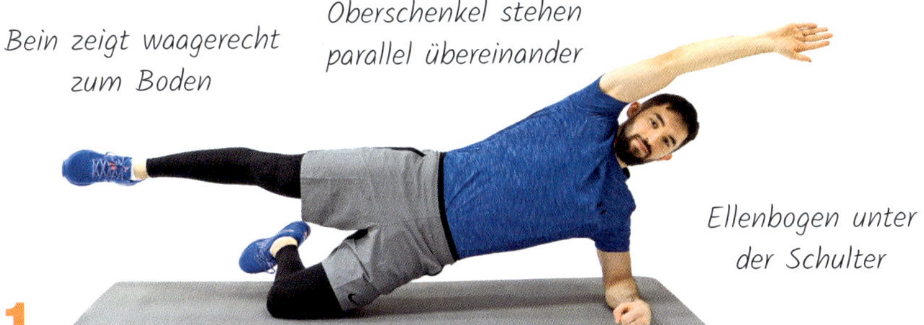

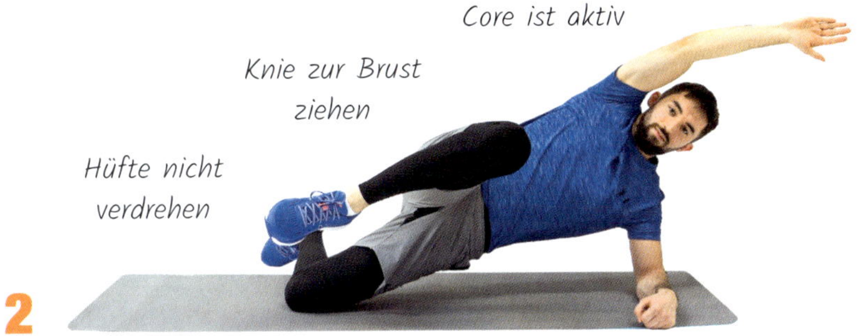

1 Startposition In der Seitenlage stützen Sie sich auf dem Unterarm ab, der Ellenbogen befindet sich unterhalb der Schulter, die Beine sind gestreckt und liegen parallel übereinander. Dann winkeln Sie das untere Bein um 90 Grad an, heben die Hüfte vom Boden ab und strecken den oberen Arm in Verlängerung zum Körper aus. Nun heben Sie das obere Bein so weit an, bis es waagerecht zum Boden zeigt.

2 Ausführung Beugen Sie das gestreckte obere Bein und ziehen Sie das Knie in Richtung Brust. Dann strecken Sie das Bein wieder in Hüfthöhe aus, halten kurz die Position und leiten dann den nächsten Kniezug ein. Nach mehreren Wiederholungen wechseln Sie die Seite.

41 Diagonaler Crunch

Zielmuskulatur
- ✓ Rumpfmuskulatur (Rückenstreckmuskulatur, seitliche Bauchmuskeln)
- ✓ Oberschenkelmuskulatur

Wirkung
- ✓ Kräftigt die Core-Muskulatur
- ✓ Trainiert die Bauchmuskulatur
- ✓ Stärkt Oberschenkel und Hüften

Core ist aktiv
Kinn leicht nach unten ziehen
Arm und Bein sind gestreckt
1
Oberschenkel angespannt
Seitliche Bauchmuskeln sind aktiv
2

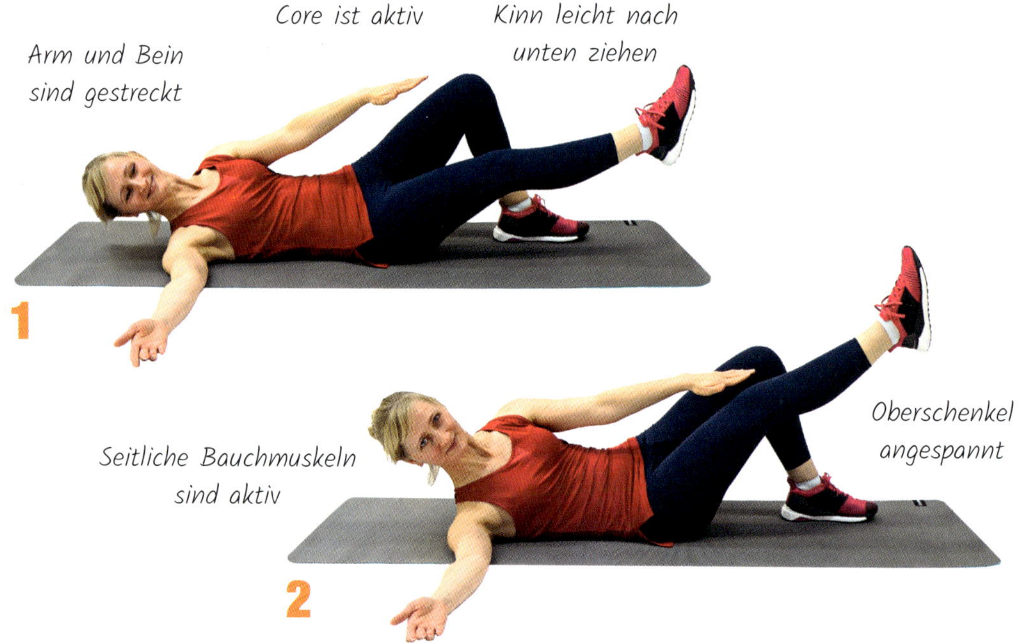

1 Startposition In Rückenlage auf der Matte winkeln Sie das linke Bein an und setzen den Fuß am Boden auf. Das rechte Bein wird gestreckt, der rechte Arm seitlich auf Schulterhöhe am Boden abgelegt. Sie drehen die Handfläche nach oben. Spannen Sie die Bauchmuskulatur an, dann heben Sie den Kopf und das linke Schulterblatt vom Boden ab und strecken den linken Arm zum rechten Bein. Gleichzeitig heben Sie das rechte Bein einige Zentimeter vom Boden ab.

2 Ausführung Rollen Sie den Oberkörper rechtsseitig ein und führen Sie die linke Brust und den linken Arm zum rechten Schienbein. Zeitgleich heben Sie das rechte Bein etwas weiter nach oben. Dann lassen Sie Schulter, Arm und Bein wieder absinken, ohne sie am Boden abzulegen, und leiten den nächsten diagonalen Crunch ein. Nach mehreren Wiederholungen wechseln Sie die Seiten und führen den rechten Arm zum linken Schienbein.

42 Seitliches Rumpfbeugen im Knie-Ausfallschritt

Zielmuskulatur

- ✓ Rumpfmuskulatur (Rückenstreckmuskulatur, seitliche Bauchmuskeln)
- ✓ Hüftmuskulatur

Wirkung

- ✓ Kräftigt die Core-Muskulatur
- ✓ Verbessert die Rumpfbeweglichkeit
- ✓ Trainiert Gleichgewicht und Körperstabilität
- ✓ Dehnt Oberschenkel und Hüften

1
Core ist aktiv
Bein ist gestreckt
Knie am Boden
Oberkörper nicht eindrehen oder nach vorn neigen
2

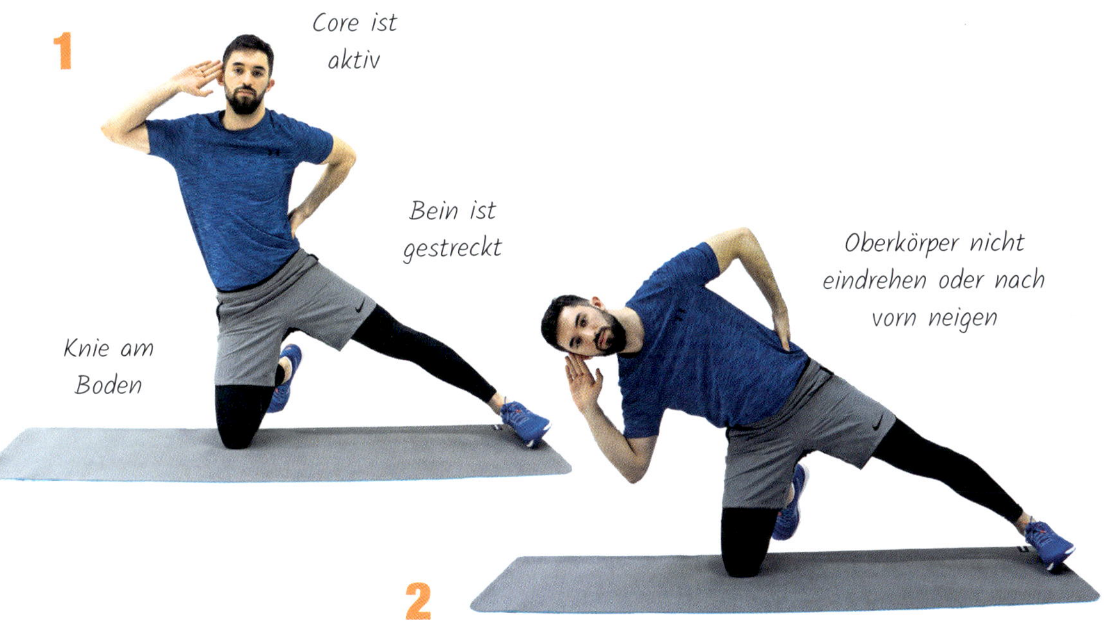

1 Startposition Im Kniestand strecken Sie das linke Bein seitlich aus und setzen die linke Hand mit dem Daumen nach vorn in der Hüfte auf. Dann winkeln Sie den rechten Arm an und fixieren die Hand seitlich am Kopf. Für mehr Stabilität stellen Sie die rechte Fußspitze auf und drücken sie in den Boden. Halten Sie die Hüften gerade und die Wirbelsäule gestreckt.

2 Ausführung Beugen Sie den Rumpf über die rechte Seite langsam in Richtung Boden. Dann richten Sie sich aus der geneigten Position langsam wieder auf. Versuchen Sie mit jeder Beugung den Neigungswinkel zu vergrößern. Vermeiden Sie Ausweichbewegungen nach vorn sowie Drehungen im Oberkörper. Nach mehreren Wiederholungen wechseln Sie die Beinposition und führen die Rumpfbeugen linksseitig aus.

43 Kniebeugen mit Öffnen und Schließen der Arme

Zielmuskulatur

✓ Rumpf- und Schultermuskulatur, Hüft-, Gesäß- und Beinmuskulatur

Wirkung

✓ Kräftigt die Bein- und Core-Muskulatur

✓ Trainiert Balance, Beweglichkeit und Koordination

Brustbein anheben
Core ist aktiv
Schulterbreiter Stand
1
Gesäßmuskulatur anspannen
2
Arme auf Schulterhöhe öffnen und schließen
Knie dürfen nicht über die Fußspitzen ragen
Gewicht auf Fersen verlagern

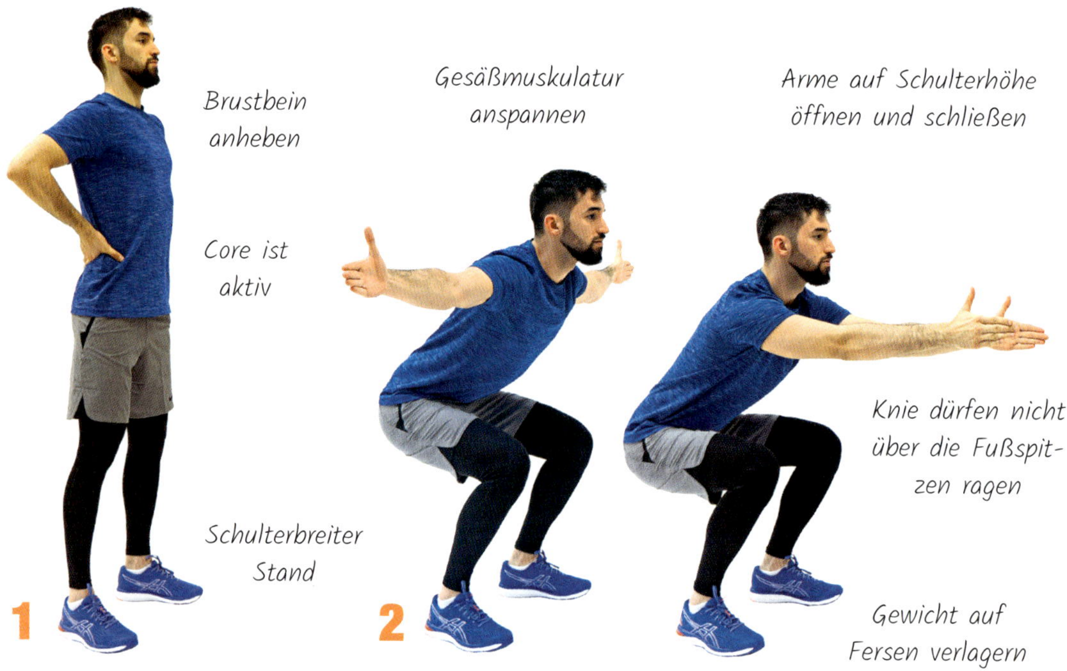

1 Startposition Sie stehen im schulterbreiten Parallelstand und richten die Zehen nach vorn und leicht nach außen. Die Core-Muskulatur ist angespannt, Sie stützen die Hände mit nach vorn gerichteten Daumen in den Hüften auf.

2 Ausführung Sie führen eine Kniebeuge aus, indem Sie die Hüften nach hinten schieben und bis auf Kniehöhe absenken. Die Knie bewegen sich leicht nach außen, die Gesäßmuskulatur wird aktiviert, Sie verlagern das Körpergewicht auf die Fersen. Zeitgleich mit der Kniebeuge strecken Sie die Arme auf Schulterhöhe nach vorn aus, drehen die Handflächen zueinander und spreizen die Daumen nach oben ab. Dann öffnen Sie die Arme seitlich auf Schulterhöhe, ziehen sie möglichst weit zurück und dabei die Schulterblätter zusammen. Wiederholen Sie das Schließen und Öffnen der Arme in der Kniebeuge mehrmals.

V
Gesäßmuskulatur anspannen
Arme auf Schulterhöhe öffnen und schließen
Handflächen zeigen nach oben
Gewicht auf Fersen verlagern

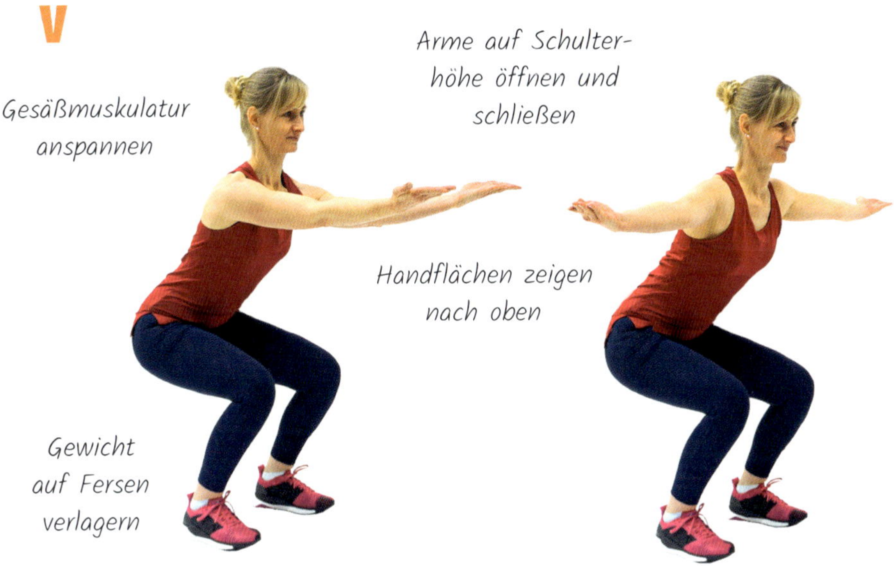

V Übungsvarianten Alternativ führen Sie das Schließen und Öffnen der Arme mit nach oben gedrehten Handflächen aus.
Zur Intensivierung der Übung senken Sie beim Öffnen der Arme das Gesäß etwas tiefer ab und heben es beim Schließen der Arme wieder etwas an.

44 Kniebeugen mit Frontheben mit Gewicht

Zielmuskulatur

- ✓ Schulter- und obere Rückenmuskulatur
- ✓ Rumpfmuskulatur
- ✓ Hüft-, Gesäß- und Beinmuskulatur

Wirkung

- ✓ Kräftigt die Bein- und Core-Muskulatur
- ✓ Stärkt Rücken- und Schultermuskulatur
- ✓ Verbessert die Überkopfbeweglichkeit
- ✓ Trainiert Balance, Beweglichkeit und Koordination

Brustbein anheben
Gewicht mit beiden Händen halten
Arme auf Schulterhöhe anheben
Core ist aktiv
Gesäßmuskulatur anspannen
Schulterbreiter Stand
Knie dürfen nicht über die Fußspitzen ragen
Gewicht auf Fersen verlagern
1
2

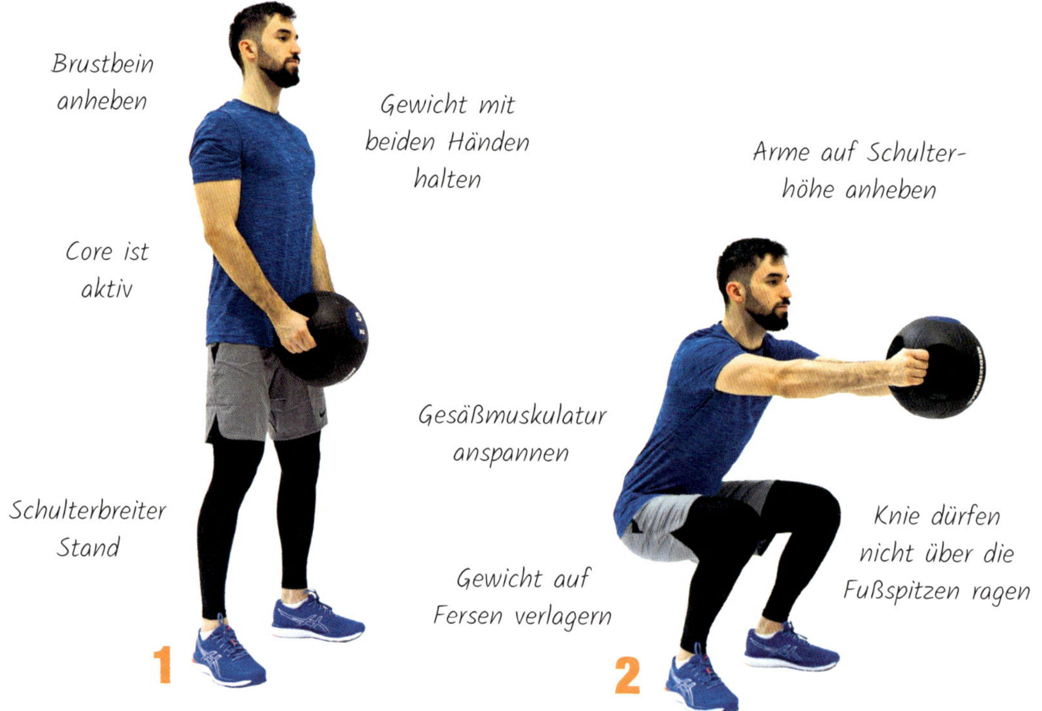

1 Startposition Sie stehen im schulterbreiten Parallelstand und richten die Zehen nach vorn und leicht nach außen. Die Core-Muskulatur ist angespannt, Sie halten mit beiden Händen ein Gewicht (Kurzhantel, Gewichtsball) vor dem Körper.

2 Ausführung Sie führen eine Kniebeuge aus, indem Sie die Hüften nach hinten schieben und bis auf Kniehöhe absenken. Die Knie bewegen sich leicht nach außen, die Gesäßmuskulatur wird aktiviert, Sie verlagern das Körpergewicht auf die Fersen. Zeitgleich mit der Kniebeuge heben Sie die Arme frontal bis auf Schulterhöhe an. Der Blick wird gerade nach vorn gerichtet. Dann senken Sie die Arme langsam wieder ab und richten sich kontrolliert wieder auf.

Brustbein
anheben
Gewicht mit
beiden Händen
halten
Core ist
aktiv
Gesäßmuskulatur
anspannen
Arme und Oberkörper
in einer Linie
Knie dürfen
nicht über die
Fußspitzen ragen
Schulterbreiter
Stand
Gewicht auf
Fersen verlagern
V

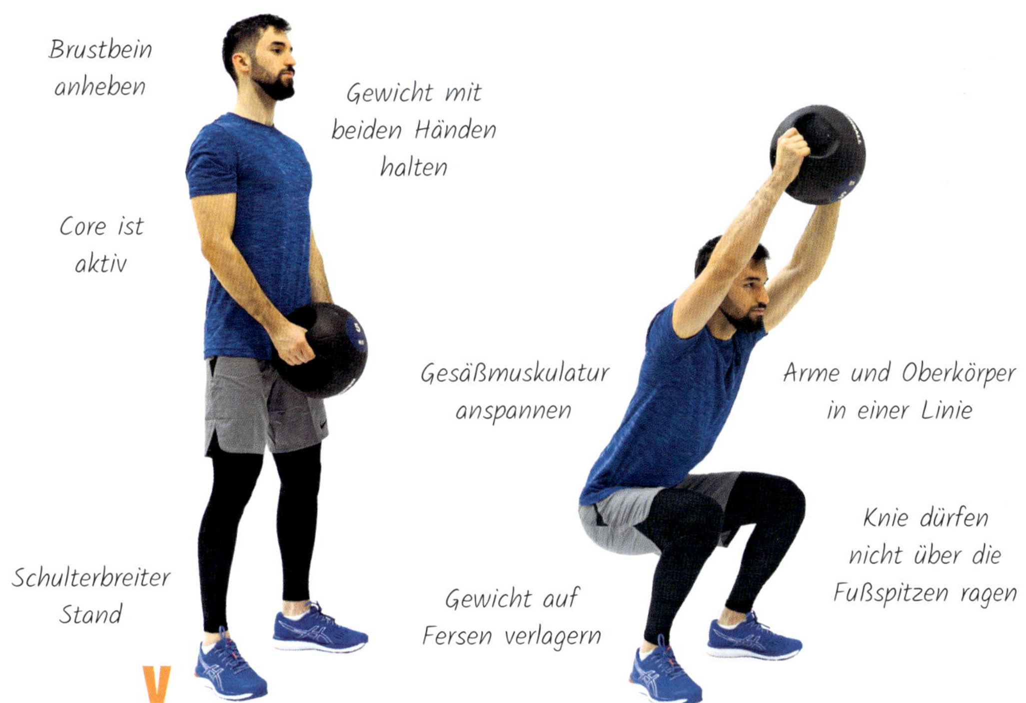

V Übungsvariante Sie intensivieren die Übung, indem Sie die Arme frontal anheben und gestreckt nach oben führen, bis sie eine Linie mit dem Oberkörper bilden.

45 Vom schwebenden Vierfüßlerstand zur Liegestützausgangsposition

Zielmuskulatur

- ✓ Rumpfmuskulatur
- ✓ Bein-, Hüft- und Gesäßmuskulatur
- ✓ Schulter- und Armmuskulatur
- ✓ Bauch- und Rückenmuskulatur

Wirkung

- ✓ Kräftigt die Core-Muskulatur
- ✓ Stärkt Schulter- und Rückenmuskulatur
- ✓ Mobilisiert die Gelenke
- ✓ Fördert Kraft und Ausdauer der Bauchmuskulatur
- ✓ Trainiert Körperstabilität und Koordination

Core ist aktiv

Knie unter den Hüftgelenken
Fußspitzen aufstellen
Hände unter den Schultergelenken
1

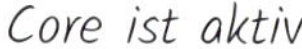

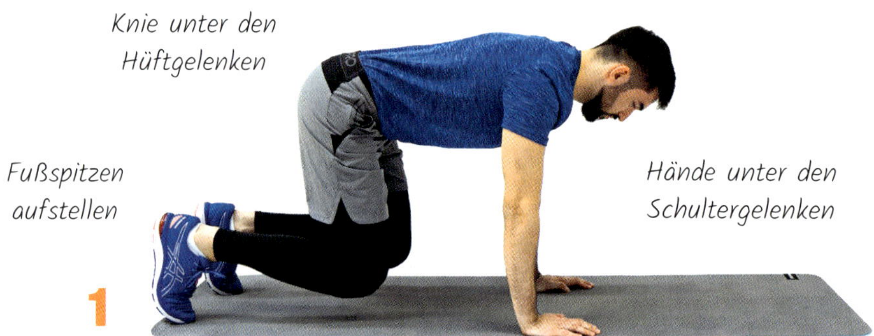

1 Startposition Im Vierfüßlerstand befinden sich die Hände unterhalb der Schultergelenke und die Knie unterhalb der Hüftgelenke. Sie stellen die Fußspitzen am Boden auf, spannen die Körpermitte an und heben die Knie einige Zentimeter vom Boden ab.

2 Ausführung Aus dem schwebenden Vierfüßlerstand wandern Sie mit den Händen langsam nach vorn, bis die Beine nahezu gestreckt sind und sich die Hände mindestens unterhalb der Schultern befinden. Halten sie kurz die Position, dann kehren Sie die Bewegung um und nehmen wieder die Startposition ein. Achten Sie auf ein gleichmäßiges Bewegungstempo.

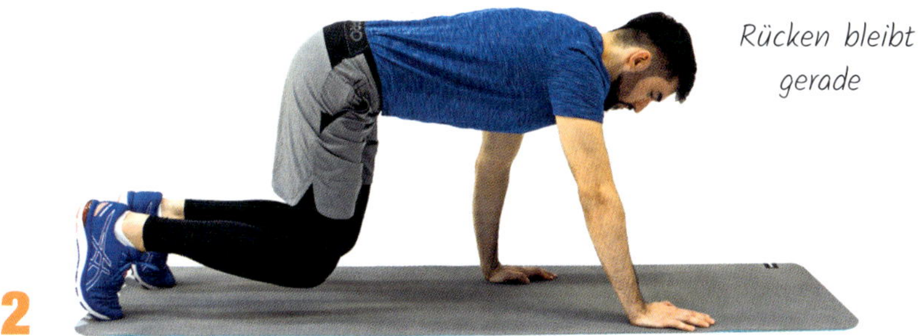

Rücken bleibt gerade

2

Nacken ist gestreckt

Beine, Oberkörper und Kopf bilden eine Linie

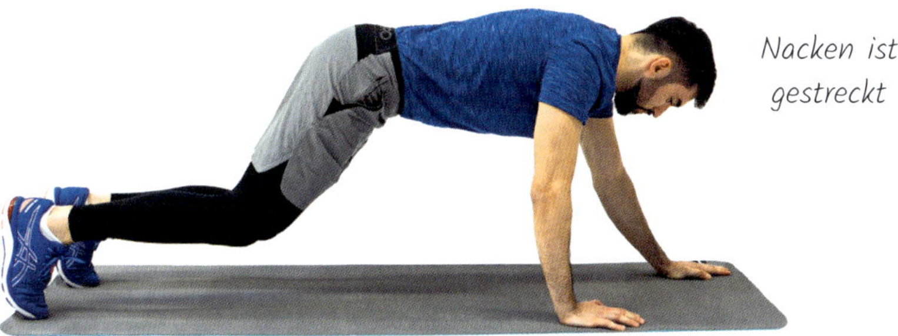

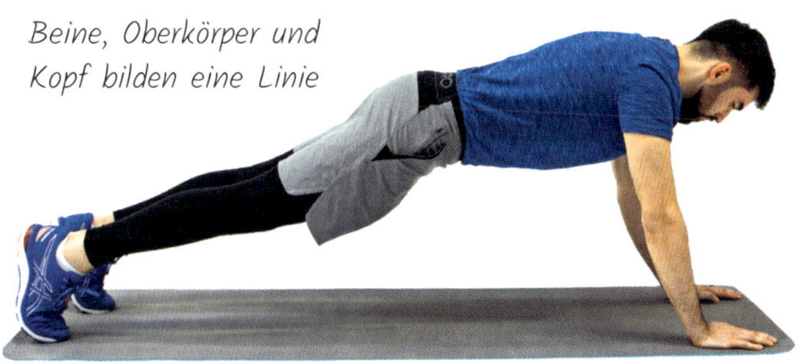

V Übungsvariante Sie intensivieren die Übung bezüglich Schulter-, Arm- und Rumpfmuskulatur, indem Sie mit den Händen so weit wie möglich nach vorn gehen und dabei die Arme gestreckt halten

46 Vom schwebenden Vierfüßlerstand zur Plank

Zielmuskulatur

- ✓ Rumpfmuskulatur
- ✓ Bein-, Hüft- und Gesäßmuskulatur
- ✓ Schulter- und Armmuskulatur
- ✓ Bauch- und Rückenmuskulatur

Wirkung

- ✓ Kräftigt die Core-Muskulatur
- ✓ Stärkt Schulter- und Rückenmuskulatur
- ✓ Mobilisiert die Gelenke
- ✓ Fördert Kraft und Ausdauer der Bauchmuskulatur
- ✓ Trainiert Körperstabilität und Koordination

Knie unter den Hüftgelenken
Core ist aktiv
Fußspitzen aufstellen
Hände unter den Schultergelenken
1

Rücken bleibt gerade
2

Körper in einer Linie
Nacken ist gestreckt

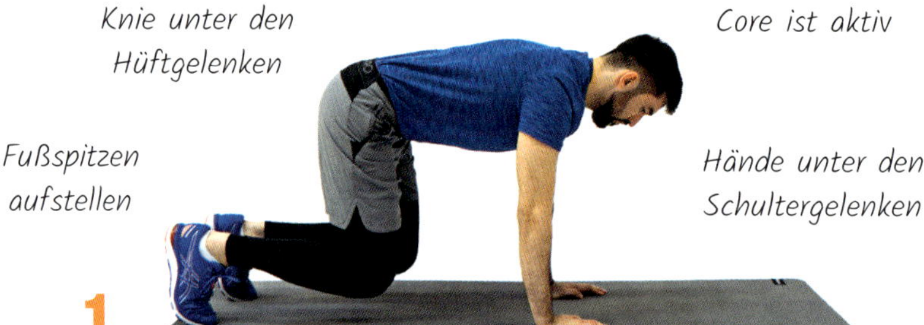

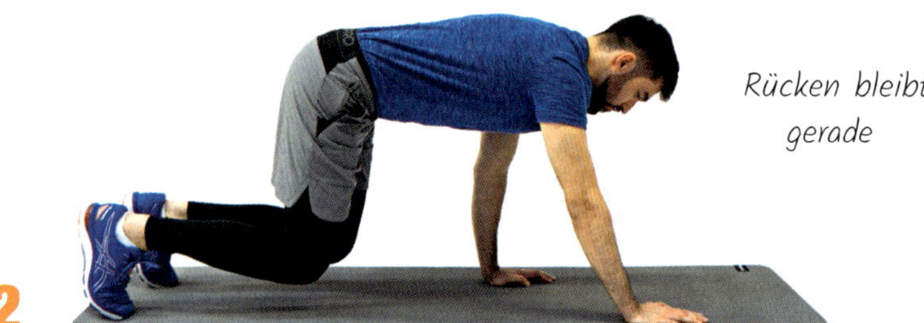

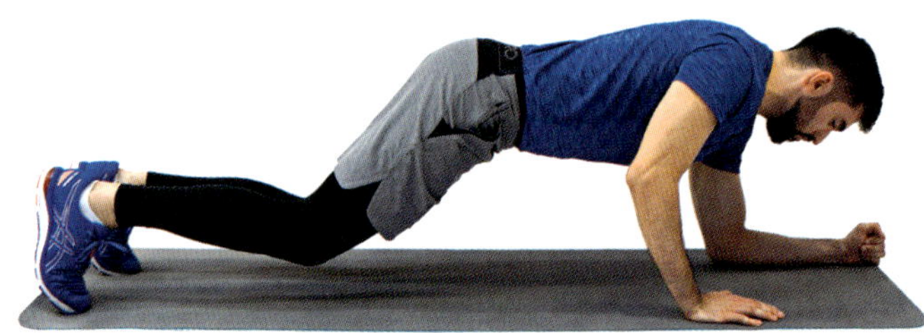

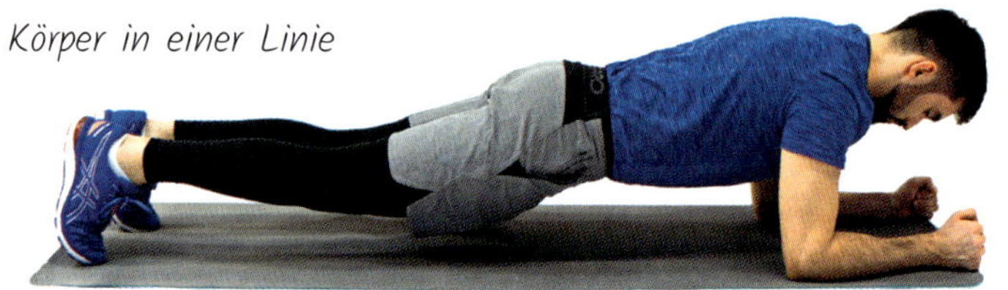

1 Startposition Im Vierfüßlerstand befinden sich die Hände unterhalb der Schultergelenke und die Knie unterhalb der Hüftgelenke. Sie stellen die Fußspitzen am Boden auf, spannen die Körpermitte an und heben die Knie einige Zentimeter vom Boden ab.

2 Ausführung Aus dem schwebenden Vierfüßlerstand wandern Sie mit den Händen langsam nach vorn, bis die Beine nahezu gestreckt sind. Dann beugen Sie nacheinander die Ellenbogen und setzen die Unterarme am Boden auf. Sie befinden sich im Unterarmstütz (Plank) und halten die Position einige Sekunden. Vermeiden Sie ein Einsinken des Schultergürtels und eine Hohlkreuzbildung. Anschließend drücken sie das Gesäß nach oben und hinten, strecken gleichzeitig einen Arm, ziehen den anderen Arm nach und kehren in den schwebenden Vierfüßlerstand zurück

47 Schwebender Vierfüßlerstand mit Beinstreckung

Zielmuskulatur
- ✓ Rumpfmuskulatur
- ✓ Bein- und Gesäßmuskulatur
- ✓ Schulter- und Armmuskulatur

Wirkung
- ✓ Kräftigt die Core-Muskulatur
- ✓ Stärkt Bein- und Gesäßmuskulatur
- ✓ Fördert Kraft und Ausdauer von Schultern und Armen
- ✓ Verbessert Gleichgewicht und Körperstabilität

Rücken und Bein in einer Linie
Nacken ist gestreckt
Hände unter den Schultergelenken
Knie im 90-Grad-Winkel
Fußspitzen aufstellen
2
1
Knie unter den Hüftgelenken
Core ist aktiv

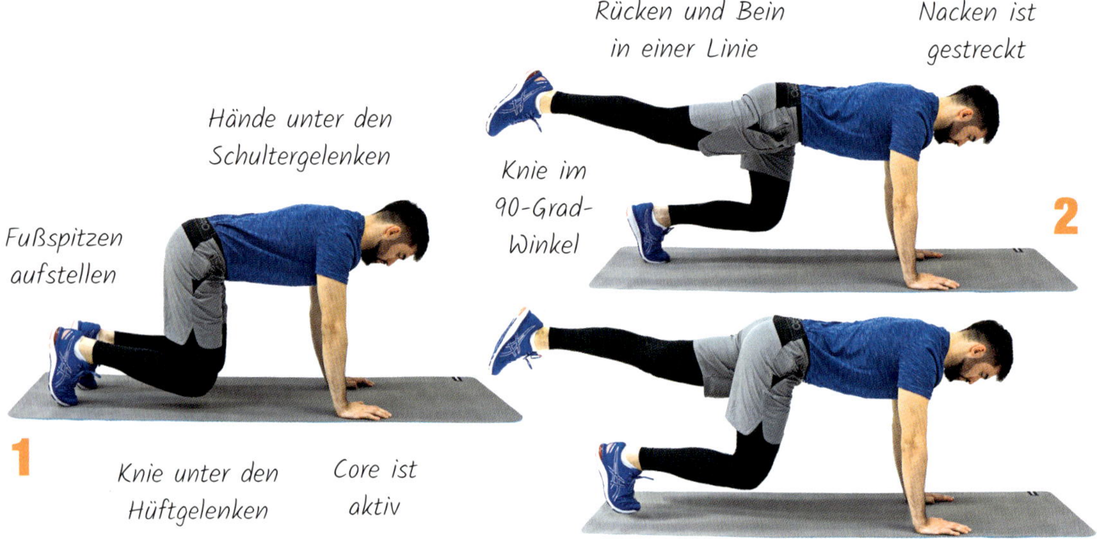

1 Startposition Im Vierfüßlerstand befinden sich die Hände unterhalb der Schultergelenke und die Knie unterhalb der Hüftgelenke. Sie stellen die Fußspitzen am Boden auf, halten den Kopf in Verlängerung zur Wirbelsäule und den Blick zum Boden gerichtet. Jetzt spannen Sie die Körpermitte an und heben die Knie einige Zentimeter vom Boden ab. Der Rücken bildet eine gerade Linie.

2 Ausführung Im schwebenden Vierfüßlerstand strecken Sie ein Bein nach hinten aus. Rücken und Bein bilden eine gerade Linie. Sie halten die Position einige Sekunden, stellen die Fußspitzen wieder am Boden auf und strecken das andere Bein. Halten Sie die Rumpfmuskulatur maximal angespannt.

V Übungsvariante Alternativ zum wechselseitigen Beinstrecken führen Sie die Übung statisch aus. Sie strecken das linke Bein und halten die Position bis zu 30 Sekunden. Dann setzen Sie den Fuß wieder am Boden auf, strecken das rechte Bein und halten die Streckposition wieder bis zu 30 Sekunden.

48 Rumpfdrehen im Stütz auf der Faszienrolle

Zielmuskulatur
- ✓ Rumpfmuskulatur
- ✓ Schultermuskulatur

Wirkung
- ✓ Kräftigt die Core-Muskulatur
- ✓ Verbessert Rumpf- und Schulterbeweglichkeit
- ✓ Trainiert Gleichgewicht und Körperstabilität

Gerade Linie vom Kopf bis zum Fuß
Knie unter dem Hüftgelenk
Core ist aktiv
Bein ist gestreckt
Fußspitzen aufstellen
1

Kopf in einer Linie mit der Wirbelsäule
Arm ist gestreckt
2

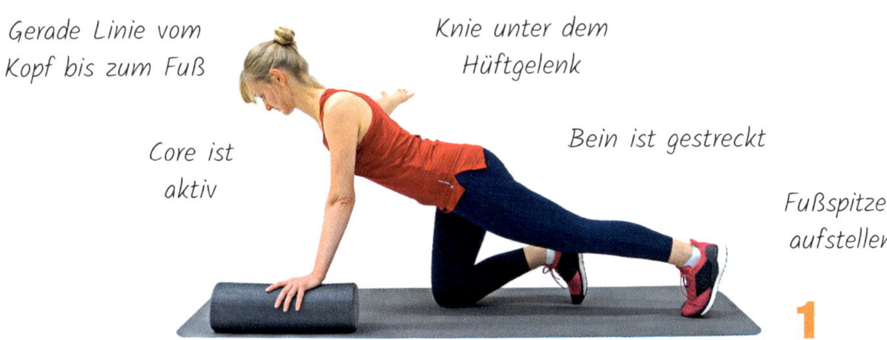

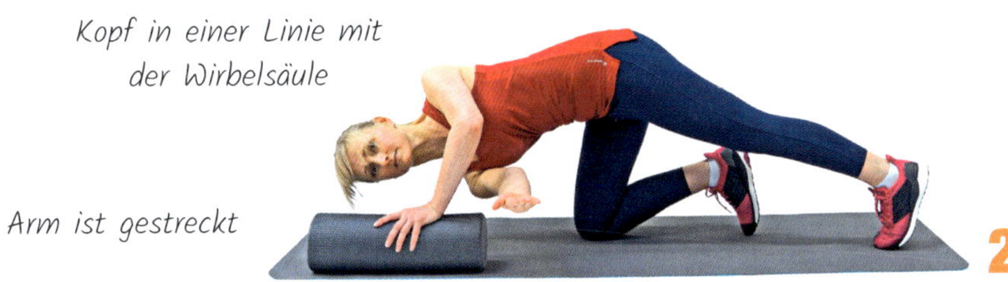

1 Startposition Im Vierfüßlerstand strecken Sie das linke Bein und stellen den Fuß auf den Zehenspitzen am Boden auf. Mit der linken Hand stützen Sie sich auf einer Faszien- oder Pilatesrolle ab, dann strecken Sie den rechten Arm seitlich auf Schulterhöhe aus. Die rechte Handfläche zeigt zum Boden, der linke Arm steht nahezu senkrecht. Der Körper ist vom Kopf bis zum linken Fuß in einer Linie gestreckt. Aktivieren Sie die Rumpfmuskulatur.

2 Ausführung Bewegen Sie den rechten Arm unter der Brust hindurch zur linken Seite. Die rechte Schulter rotiert in Richtung Brust, Oberkörper und Kopf folgen der Drehbewegung. Gleichzeitig wird der linke Arm gebeugt. Dann führen Sie den rechten Arm zurück zur Startposition. Nach mehreren Wiederholungen wechseln Sie die Beinposition und führen die Rotationsbewegung linksseitig aus.

49 Diagonale Streckung und Rumpfrotation im Stütz auf der Faszienrolle

Zielmuskulatur
- ✓ Rumpfmuskulatur
- ✓ Gesäß und Hüftmuskulatur
- ✓ Rückseitige Oberschenkelmuskulatur
- ✓ Schultermuskulatur

Wirkung
- ✓ Kräftigt die Core-Muskulatur
- ✓ Stärkt Bein-, Gesäß- und Hüftmuskulatur
- ✓ Verbessert Rumpf- und Schulterbeweglichkeit
- ✓ Trainiert Gleichgewicht, Körperstabilität und Koordination

Knie unter dem Hüftgelenk
Bein ist gestreckt
Rücken und Bein in einer Linie
Core ist aktiv
Fußspitze aufstellen
1

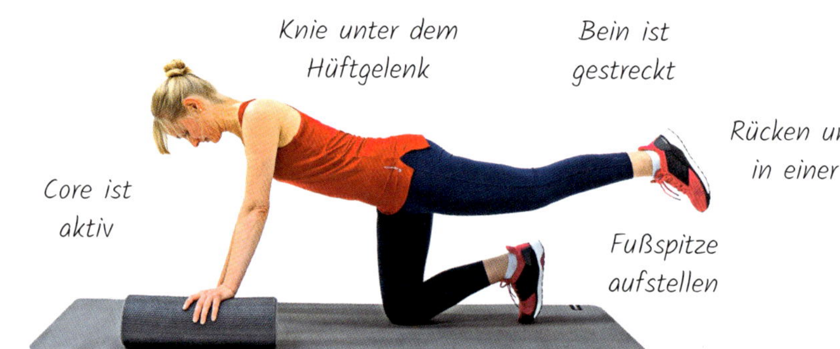

1 Startposition Im Vierfüßlerstand strecken Sie das linke Bein in Verlängerung zum Rücken nach hinten aus und stützen sich mit der linken Hand auf einer Faszien- oder Pilatesrolle ab. Zur Stabilisierung des Rumpfes aktivieren Sie die Core-Muskulatur. Halten Sie den Nacken gestreckt und den Blick zum Boden gerichtet.

2 Ausführung Lösen Sie die rechte Hand vom Boden und strecken Sie den Arm auf Schulterhöhe nach vorn aus. Bein, Rücken und Arm bilden eine Linie. Halten Sie die Streckposition für 2 bis 3 Sekunden. Dann ziehen Sie den gestreckten Arm in einem Winkel von 90 Grad zur rechten Seite, um ihn mit einer langsamen und fließenden Bewegung unter der Brust hindurch zur linken Seite zu ziehen. Oberkörper und Kopf folgen der Drehbewegung. Dann bewegen Sie den rechten Arm zurück zur rechten Seite, strecken ihn seitlich auf Schulterhöhe aus und führen ihn wieder in einem Winkel von 90 Grad nach vorn. Wiederholen Sie die diagonale Streckung in Kombination mit der Rotationsbewegung über einen Zeitraum von bis zu 30 Sekunden. Anschließend wechseln Sie zum rechten Bein und linken Arm.

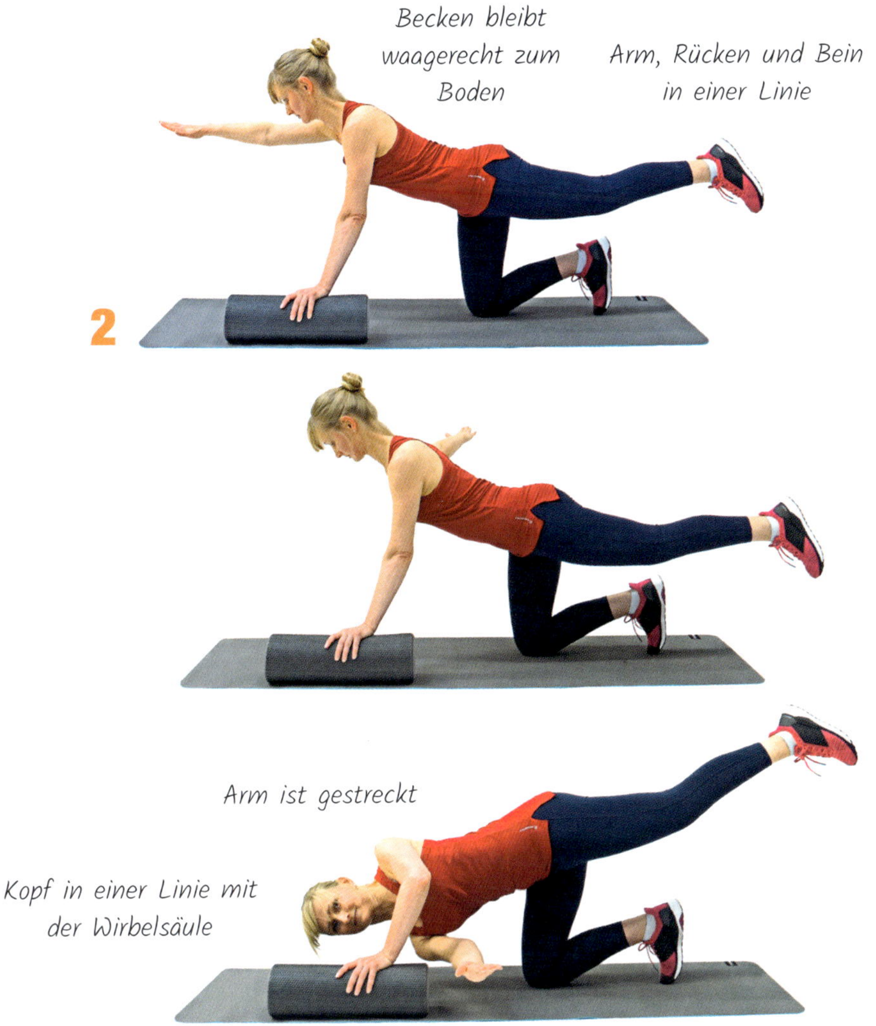
Becken bleibt waagerecht zum Boden
Arm, Rücken und Bein in einer Linie
2
Arm ist gestreckt
Kopf in einer Linie mit der Wirbelsäule

50 Diagonale Streckung im Stütz auf Hantel mit Armbewegungen

Zielmuskulatur

- ✓ Rumpfmuskulatur
- ✓ Gesäß und Hüftmuskulatur, rückseitige Oberschenkelmuskulatur
- ✓ Schulter- und Armmuskulatur
- ✓ Obere Rückenmuskulatur

Wirkung

- ✓ Kräftigt die Core-Muskulatur
- ✓ Stärkt Bein-, Gesäß- und Hüftmuskulatur
- ✓ Trainiert Arm-, Schulter und obere Rückenmuskulatur
- ✓ Verbessert Gleichgewicht und Körperstabilität

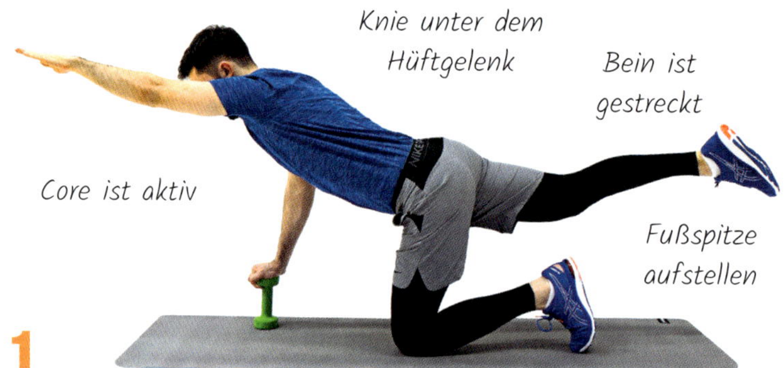

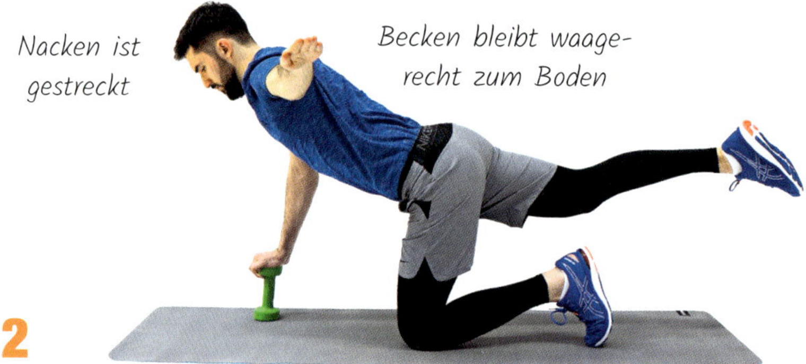

1 Startposition Im Vierfüßlerstand stützen Sie sich mit der rechten Hand auf einer aufgestellten Kurzhantel ab und strecken das rechte Bein und den linken Arm in Verlängerung zum Rücken aus. Halten Sie die Körpermitte maximal angespannt und den Blick schräg nach vorn zum Boden gerichtet.

2 Ausführung Jetzt ziehen Sie den gestreckten linken Arm in einem Winkel von 90 Grad zur linken Seite und führen ihn dann wieder nach vorn. Halten Sie den Arm auf Schulterhöhe und bewegen sie ihn in einem gleichmäßigen Tempo über einen Zeitraum von bis zu 30 Sekunden. Anschließend wechseln Sie die Seiten.

Bein ist
gestreckt
Ellenbogen leicht
gebeugt halten
Fußspitze aufstellen
V

Becken bleibt waage-
recht zum Boden
Nacken ist
gestreckt

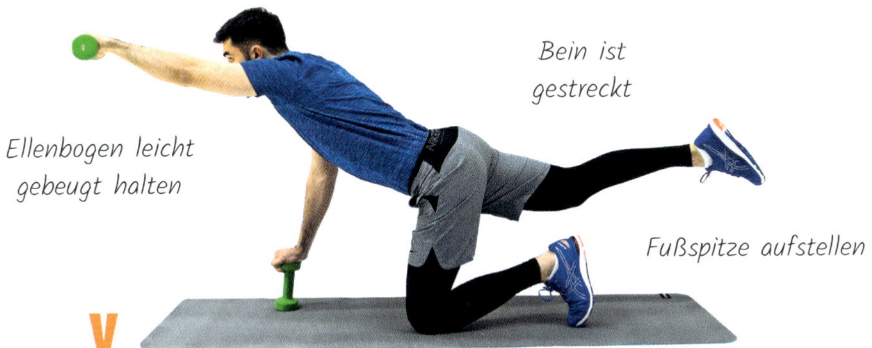

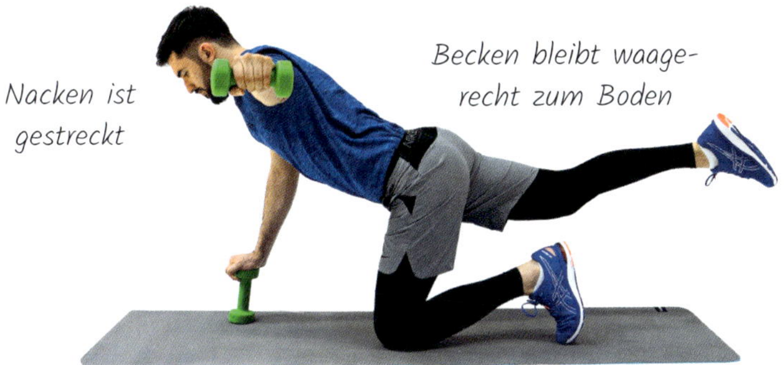

V Übungsvariante Sie intensivieren die Übung, indem die Hand des Trainingsarms ein Gewicht hält. Das Gewicht fordert verstärkt die Arm- und Schultermuskulatur und sorgt für mehr Instabilität, die die Rumpfmuskulatur ausgleichen muss.

51 Rollende Side Plank

Zielmuskulatur

- ✓ Rumpfmuskulatur (Schwerpunkt: Rückenstreckmuskulatur, Bauchmuskulatur)
- ✓ Schulter- und obere Rückenmuskulatur
- ✓ Trizeps, Abduktoren

Wirkung

- ✓ Kräftigt die Core-Muskulatur
- ✓ Trainiert Schulter- und obere Rückenmuskulatur
- ✓ Fördert Gleichgewicht und Körperstabilität
- ✓ Mobilisiert und stärkt Beine und Hüften

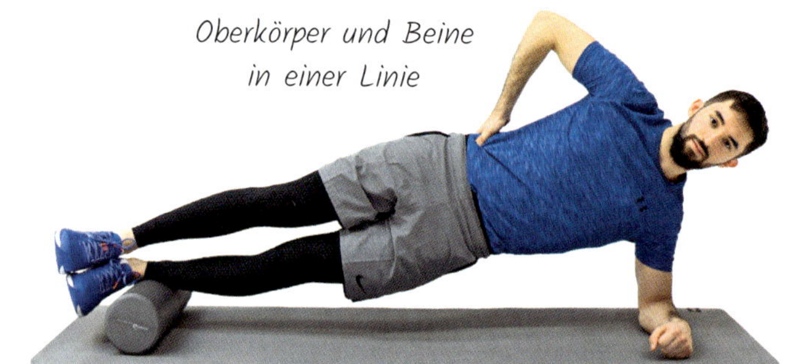

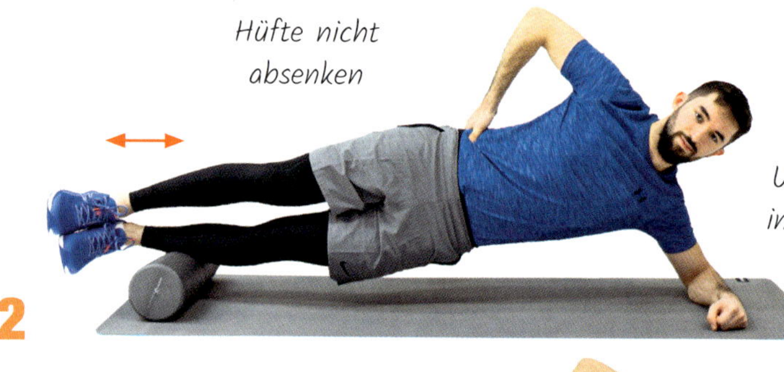

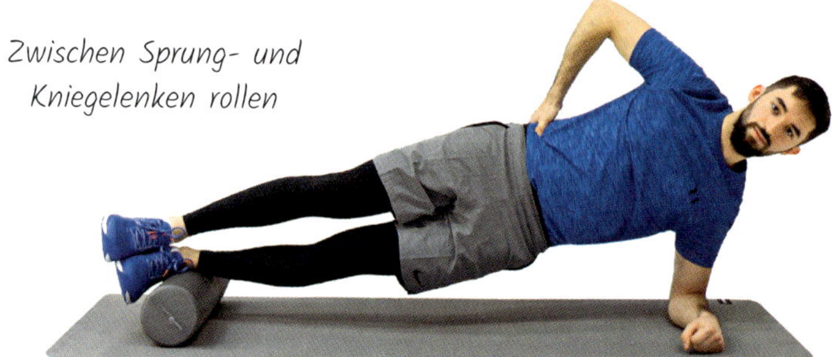

1 Startposition In der Seitenlage stützen Sie sich auf dem linken Unterarm ab. Der Ellenbogen befindet sich unter der Schulter. Die Beine liegen gestreckt übereinander und werden oberhalb der Knöchel auf einer Faszien- oder Pilatesrolle abgelegt. Die rechte Hand wird im Hüftbereich aufgesetzt, der Daumen zeigt nach vorn. Heben Sie das Becken vom Boden ab, bis Oberkörper und Beine eine Linie bilden. Der Kopf befindet sich in Verlängerung zur Wirbelsäule.

2 Ausführung Mit Kraft aus der linken Schulter schieben Sie den Körper über die Rolle nach unten. Sie stoppen die Bewegung kurz vor den Knien. Dann kehren Sie die Bewegungsrichtung um, schieben den Körper nach oben, stoppen vor den Sprunggelenken und kehren die Bewegung wieder um. Der linke Unterarm verbleibt in der Startposition. Achten Sie darauf, dass Sie das Becken während der Rollbewegung nicht absinken lassen. Beine und Rumpf bilden eine Linie. Wechseln Sie die Seite.

WORKOUTS

FUNKTIONELLE RÜCKENWORKOUTS

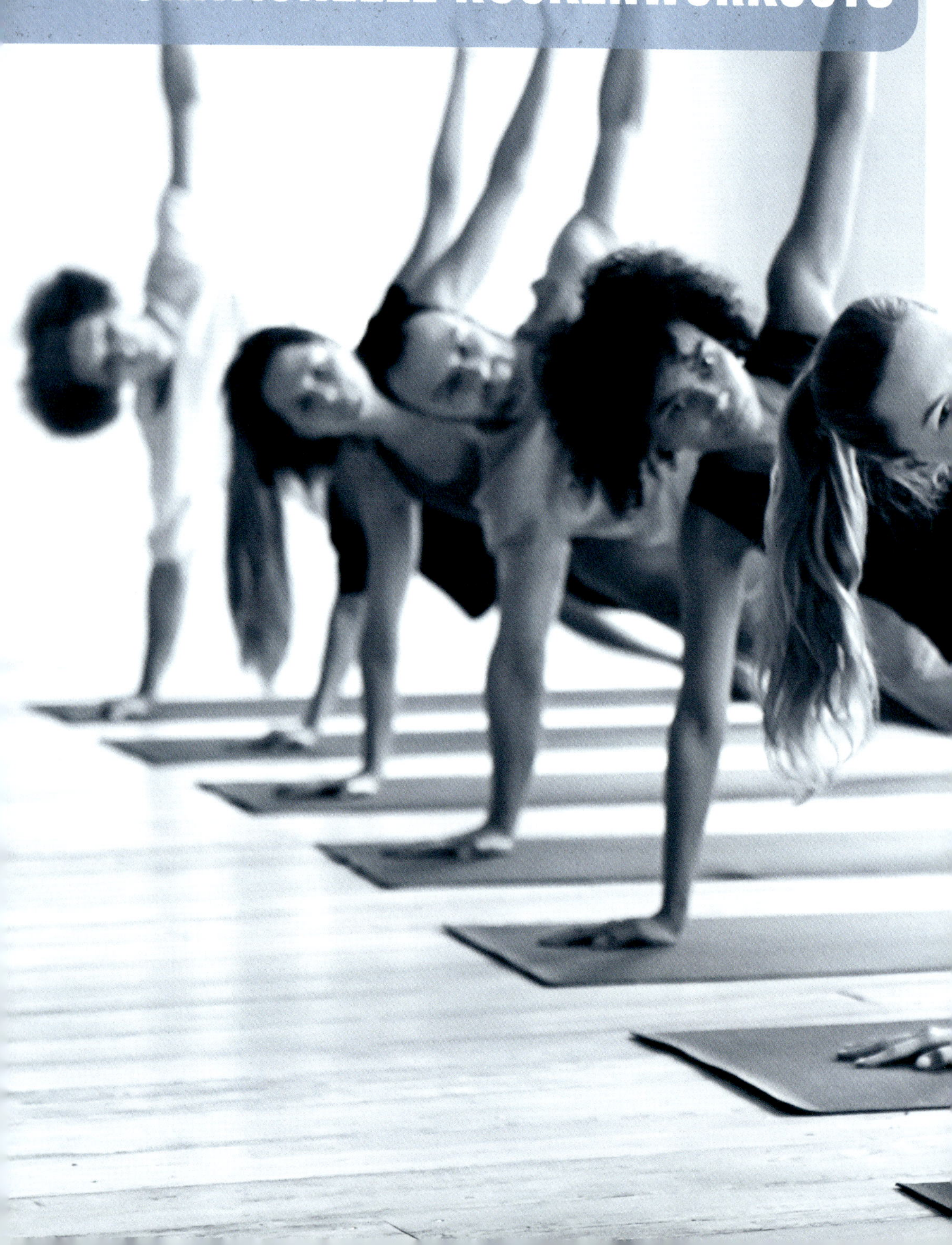

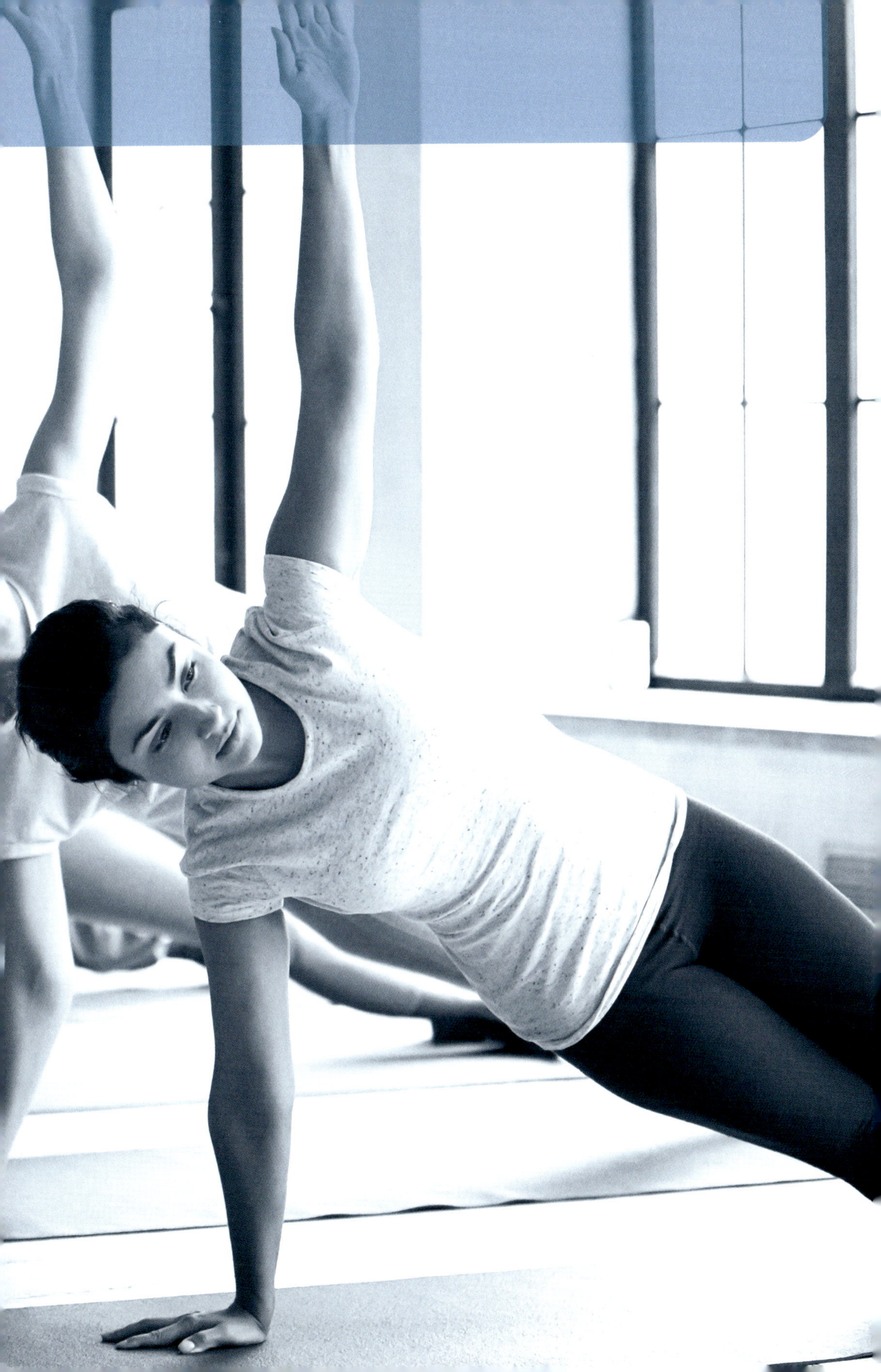

Funktionelle Rückenworkouts

Die folgenden Workouts erleichtern Ihnen den Einstieg in das funktionelle Rückentraining. Sie finden Beispiel-Workouts für Einsteiger und Fortgeschrittene sowie Workouts, die Schwerpunkte auf bestimmte Körperbereiche legen. Bevor Sie mit dem Training starten, führen Sie ein Warm-up aus. Beachten Sie die Hinweise im Kapitel „Wie baue ich mein Training auf?“ ab Seite 25.

Workouts für Einsteiger

Einsteiger beginnen mit einem Ganzkörpertraining und moderaten Wiederholungszahlen beziehungsweise Trainingszeiten. Die Beispiel-Workouts bestehen aus 6 Übungen. Für das erste Workout benötigen Sie außer einer Gymnastikmatte keine weiteren Geräte. Für das zweite Workout benötigen Sie neben einer Gymnastikmatte ein Gewicht (Kurzhantel) und ein Fitnessband. Beachten Sie bitte die Angaben zum Seitenwechsel und zur Übungsdauer. Absolvieren Sie alle Übungen 2 Mal in der vorgegebenen Reihenfolge. Je nach Leistungsstand legen Sie nach jeder Übungen oder nach dem zweiten Satz einer Übung kurze Pausen von bis zu 60 Sekunden ein. Achten Sie immer auf die korrekte Bewegungsausführung. Das Erlernen der korrekten Technik bedarf insbesondere bei komplexen Übungen etwas Zeit und regelmäßiges Training. In der Praxis ist es hilfreich, komplexe Übungen vor einem Spiegel auszuführen oder von einem Trainingspartner begutachten zu lassen.

▸▸ Seite 112

Workouts für Fortgeschrittene

Fortgeschrittene trainieren nach dem Zirkelprinzip. Die Beispiel-Workouts bestehen aus 10 Übungen. Für das erste Workout benötigen Sie außer einer Gymnastikmatte keine weiteren Geräte. Für das zweite Workout benötigen Sie neben einer Gymnastikmatte zwei Gewichte (Kurzhanteln), ein Fitnessband, eine Faszienrolle und einen Gymnastikstab. Jede Übung wird ca. 60 Sekunden lang ausgeführt. Spricht die Übung nur eine Körperseite an, wechseln Sie nach 30 Sekunden die Seite. Zwischen den Übungen werden keine direkten Pausen eingelegt. Die Zeit wird nur zum Einnehmen der Übungsposition und zum Aufnehmen der Geräte verwendet und sollte maximal 30 Sekunden betragen. Nachdem Sie alle Übungen absolviert haben, legen Sie eine Pause von 3 bis 4 Minuten ein, dann starten Sie einen zweiten Zirkeldurchlauf. ▸▸ Seite 114

Workouts für die Rumpfstabilität

Ständiges Sitzen und mangelnde Bewegung schwächen auf Dauer die Rumpfmuskulatur. Sie kann ihren stützenden Funktionen nicht mehr gerecht werden und die Stabilisierung der Wirbelsäule und des Beckens gewährleisten. Die Workouts zur Rumpfstabilität sprechen alle Muskeln der Körpermitte an. Sie verbessern die Rumpfkraft, fördern die Körperstabilität, trainieren Oberflächen- und Tiefenmuskulatur. Führen Sie die Rumpfworkouts nach dem Zirkelprinzip aus, um sie effizient und vielseitig zu gestalten. Trainieren Sie jede Übung 60 Sekunden. Spricht die Übung nur eine Körperseite an, so wechseln Sie nach 30 Sekunden die Seite. Zwischen den Übungen werden keine direkten Pausen eingelegt. Die Zeit wird nur zum Einnehmen der Übungsposition und zum Aufnehmen der Geräte verwendet und sollte maximal 30 Sekunden betragen. Nachdem Sie alle Übungen absolviert haben, legen Sie eine Pause von 3 bis 4 Minuten ein, dann starten Sie einen zweiten Zirkeldurchlauf. Profis können die Anzahl der Zirkel weiter erhöhen. ▸▸ Seite 118

Workout für Brust, Rücken, Schultern und Arme

Eine starke obere Rücken- und Schultermuskulatur kann die arbeitsbedingten einseitigen Belastungen der Schreibtisch- und PC-Arbeit wesentlich besser abfangen als eine untrainierte Muskulatur. Dabei geht es nicht nur darum, die Herausforderungen des Alltags zu meistern, sondern auch Verspannungen und Schmerzen vorzubeugen. Die folgenden Übungen können Sie in Form eines Mehrsatztrainings absolvieren. Einsteiger wählen 5 bis 6 Übungen. Die erste Übung wiederholen Sie 8 bis 12 Mal. Anschließend pausieren Sie eine Minute, dann starten Sie den zweiten Satz und wiederholen die Übung erneut 8 bis 12 Mal. Nach einer weiteren Pause beginnen Sie mit der zweiten Übung, führen die Wiederholungen aus, pausieren und so weiter.

Fortgeschrittene Sportler wählen 8 Übungen und absolvieren 3 Sätze je Übung. Spricht die Übung nur eine Körperseite an, wiederholen Sie die Übung für die andere Seite. Die Anzahl der Wiederholungen ist für beide Seiten gleich.

▸▸ Seite 122

Workout für die Koordination

Die Übungen in diesem Workout enthalten komplexe Bewegungsabläufe. Sie müssen mehrere Einzelbewegungen in einer zeitlichen Abfolge koordinieren sowie Arm- und Beinbewegungen aufeinander abstimmen. Gleichzeitig wird die Muskulatur hinsichtlich Kraft und Stabilisation gefordert.

Führen Sie das Koordinations-Workout nach dem Zirkelprinzip aus. Je nach Leistungsstand wählen Sie 6, 8 oder 10 Übungen, die Sie in Form eines Zirkels nacheinander absolvieren. Trainieren Sie jede Übung 60 Sekunden. Spricht die Übung nur eine Körperseite an, so wechseln Sie nach 30 Sekunden die Seite. Zwischen den Übungen werden keine direkten Pausen eingelegt. Die Zeit wird nur zum Einnehmen der Übungsposition und zum Aufnehmen der Geräte verwendet und sollte maximal 30 Sekunden betragen. Nachdem Sie alle Übungen absolviert haben, legen Sie eine Pause von 3 bis 4 Minuten ein, dann starten Sie einen zweiten Zirkeldurchlauf. Fortgeschrittene und Profis können die Anzahl der Zirkel weiter erhöhen und mit jedem neuen Zirkel die Übungsreihenfolge wechseln. ▸▸ Seite 124

Workout für Einsteiger
ohne Geräte

1 Armheben im tiefen Ausfallschritt

▸ Seite 34 ▸ 2 x 20 Sekunden trainieren
Beinposition wechseln

7 Rumpfdrehen im tiefen Ausfallschritt

▸ Seite 43 ▸ 20 Sekunden pro Seite

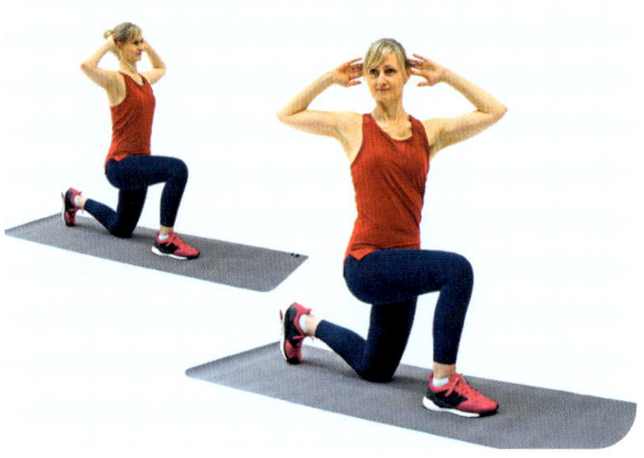

9 Schulterbrücke mit Beinstreckung und Kniezug

▸ Seite 45 ▸ 20 Sekunden pro Seite

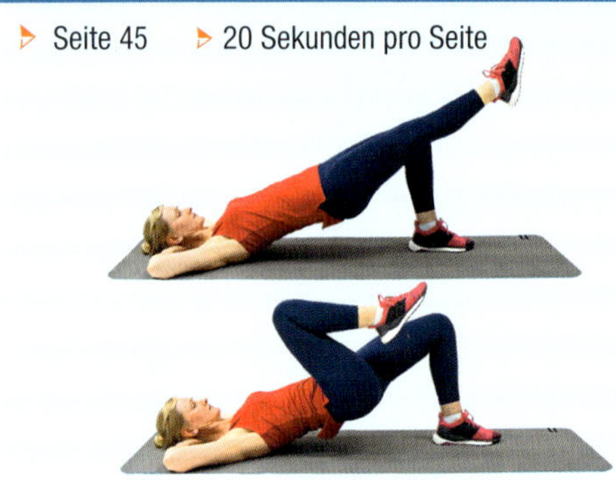

13 Rumpfdrehen im Vierfüßlerstand

▸ Seite 52 ▸ 20 Sekunden pro Seite

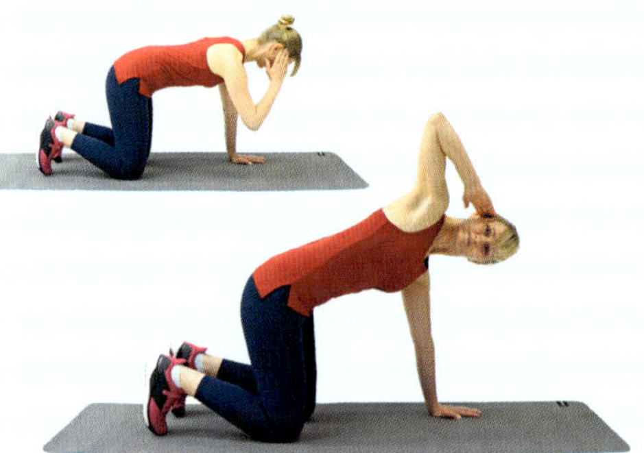

17 Oberkörper heben in Bauchlage

▸ Seite 58 ▸ 20 bis 30 Sekunden

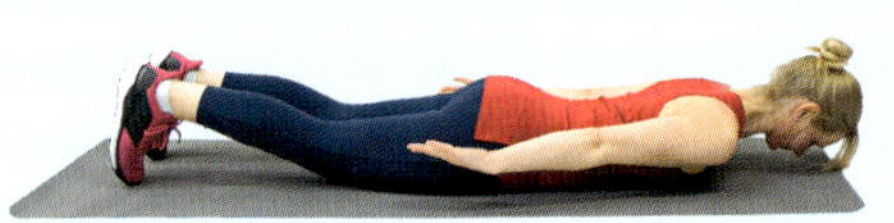

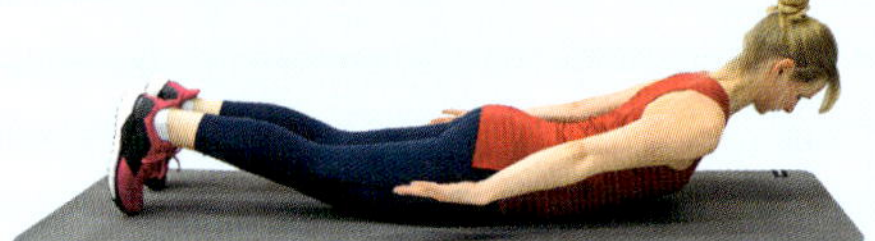

11 Diagonale Streckung im Vierfüßlerstand mit Gegenbewegung

▸ Seite 48 ▸ 20 Sekunden pro Seite

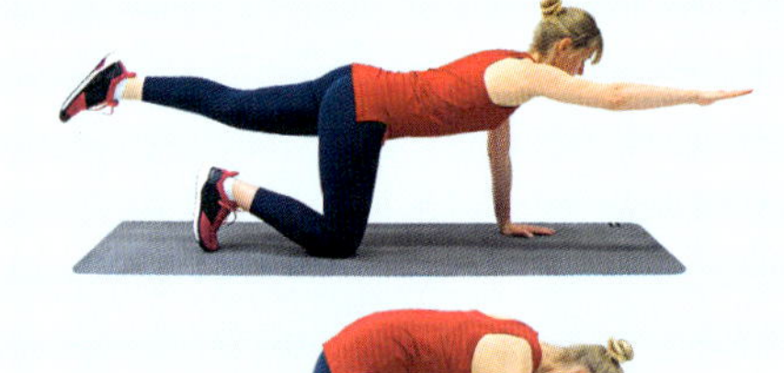

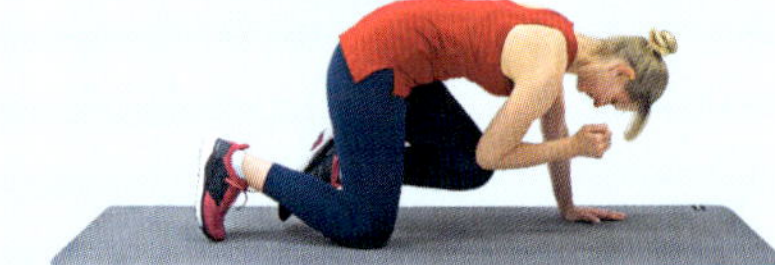

Workout für Einsteiger
mit und ohne Geräte

3 Einseitige Drehung mit Fitnessband im tiefen Ausfallschritt

- Seite 38
- 20 Sekunden pro Seite

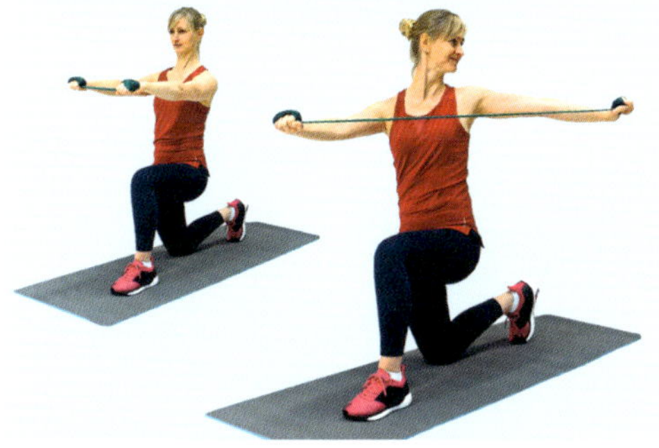

5 Seitbeugen mit Gewicht im Stand

- Seite 41
- Wechselseitig über einen Zeitraum von 30 bis 40 Sekunden

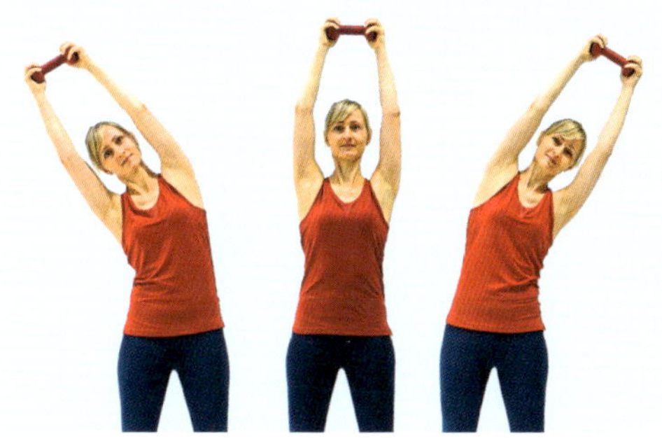

27 Rotation im Kniestütz

- Seite 70
- 20 Sekunden pro Seite

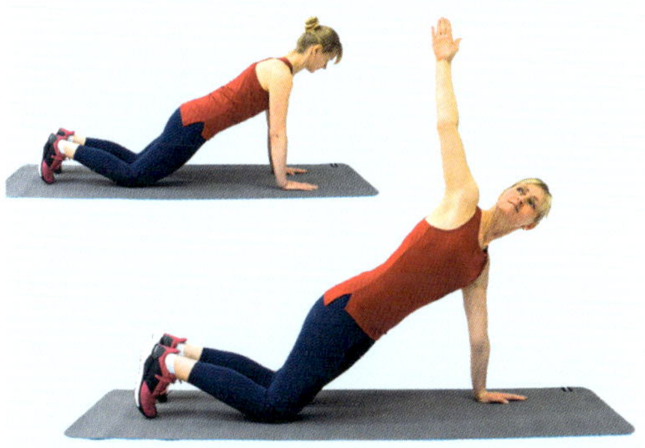

10 Schulterbrücke mit Hackbewegungen

- Seite 46
- 30 bis 40 Sekunden

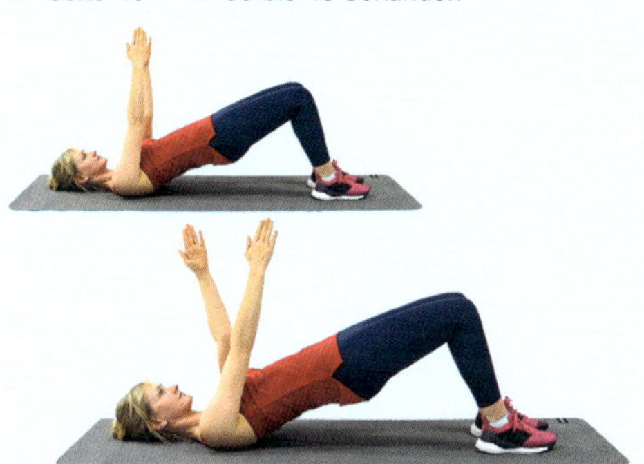

8 Rumpfdrehen mit Gewicht im Stand

- Seite 44
- Wechselseitig über einen Zeitraum von 30 bis 40 Sekunden

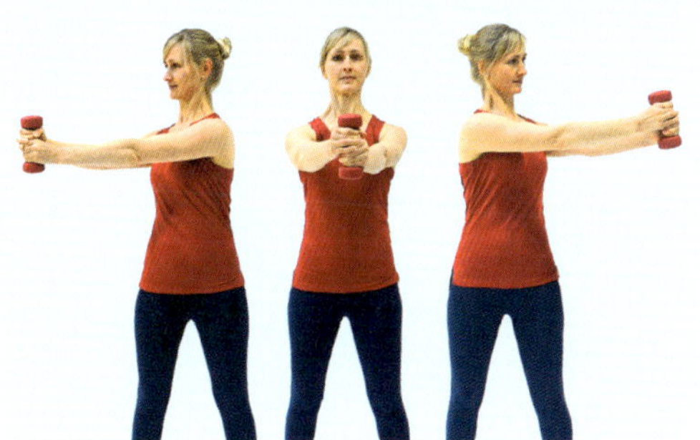

2 Fitnessband seitlich über den Kopf ziehen im tiefen Ausfallschritt

- Seite 36
- 20 Sekunden pro Seite

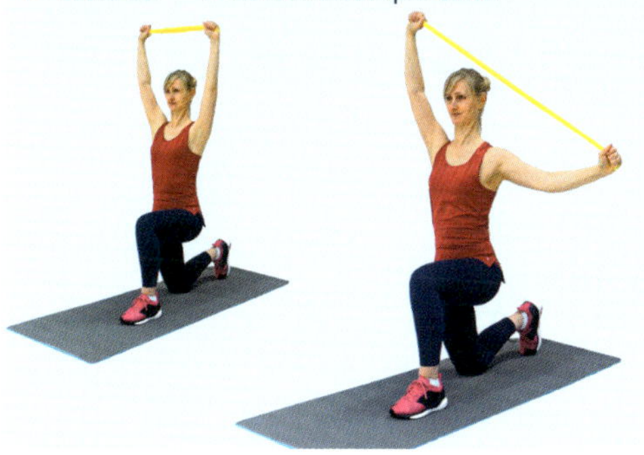

Workout für Fortgeschrittene
ohne Geräte

43 Kniebeugen mit Öffnen und Schließen der Arme

- Seite 92
- 60 Sekunden

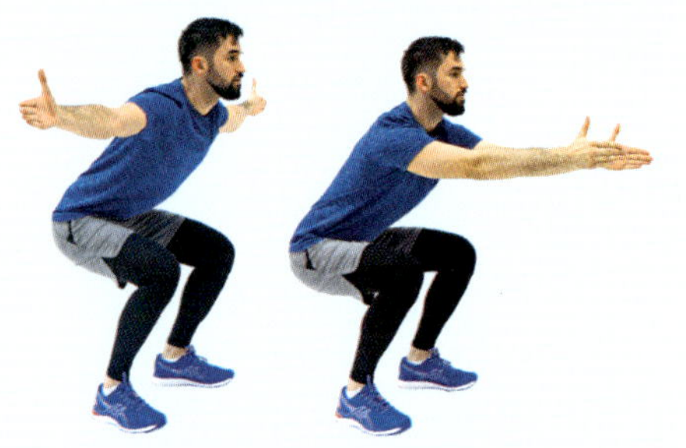

42 Seitliches Rumpfbeugen im Knie-Ausfallschritt

- Seite 91
- 30 Sekunden pro Seite

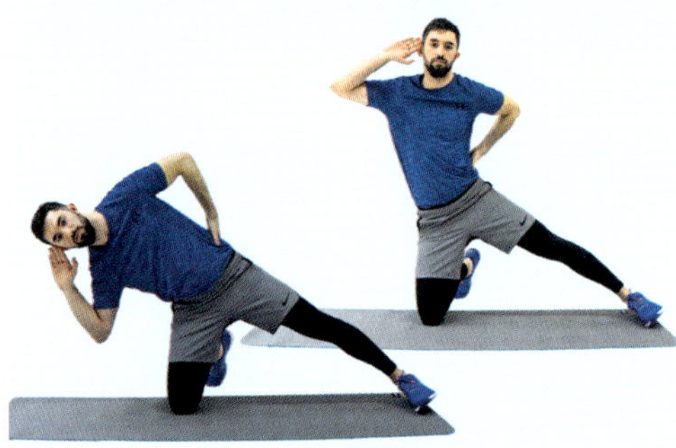

27 Rotation in der Liegestützposition

- Seite 71
- 30 Sekunden pro Seite oder 60 Sekunden wechselseitig

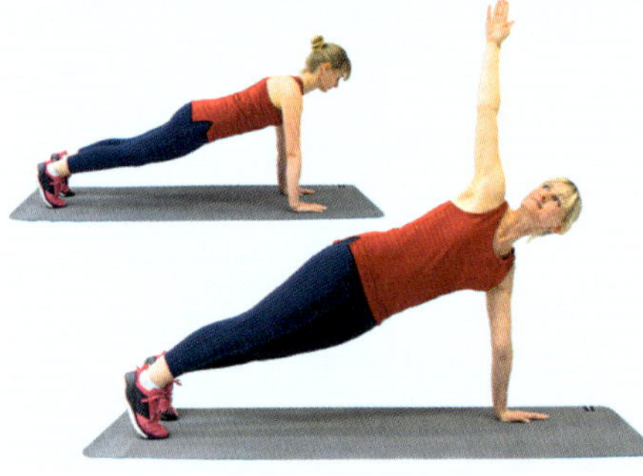

29 Schwimmer in Bauchlage

- Seite 73
- 60 Sekunden

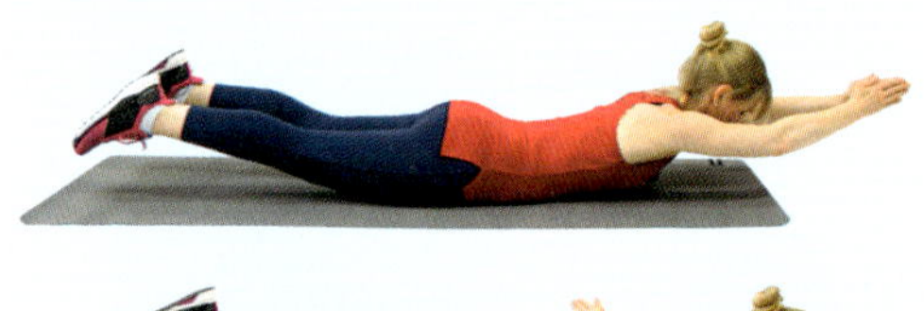

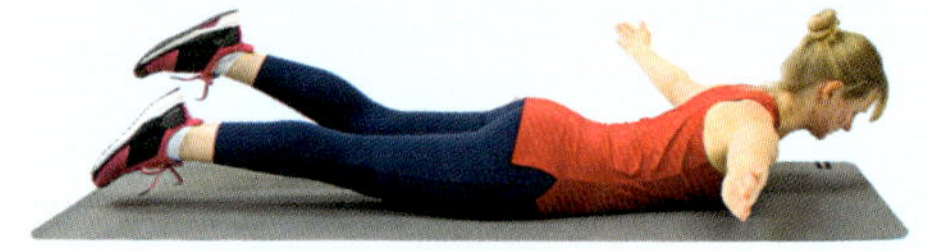

40 Seitstütz mit Kniezug

- Seite 89
- 30 Sekunden pro Seite

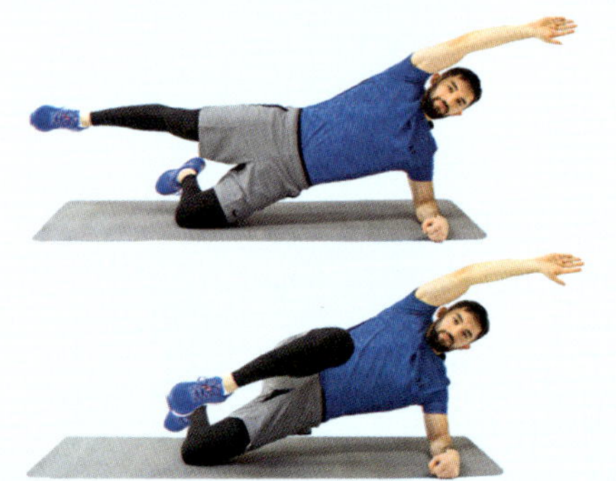

38 Schulterbrücke mit Beinabduktion

- Seite 87
- 30 Sekunden pro Seite

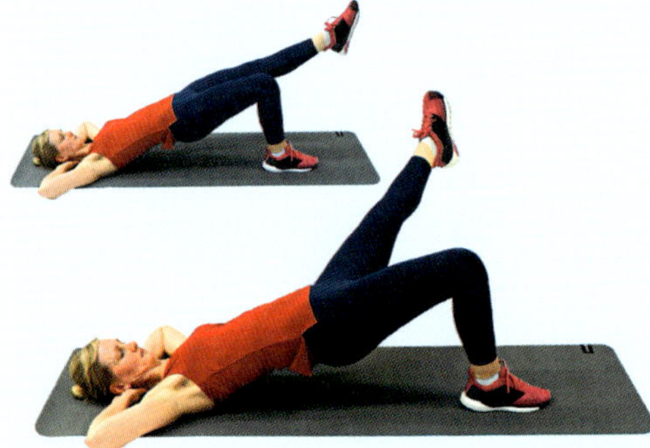

37 Schwebender Vierfüßlerstand mit Armheben

▸ Seite 86 ▸ 60 Sekunden

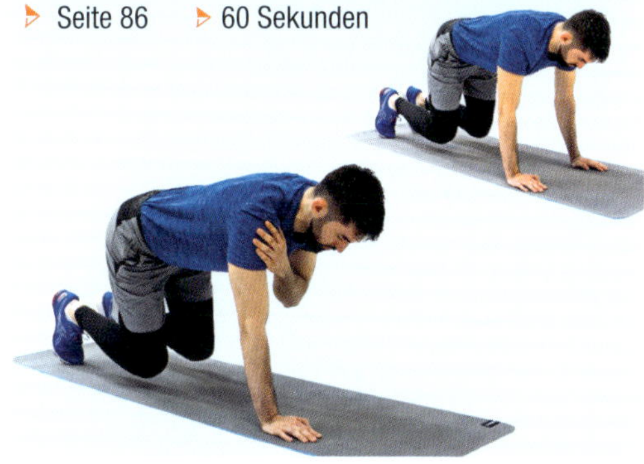

30 Rudern in Bauchlage

▸ Seite 74 ▸ 60 Sekunden

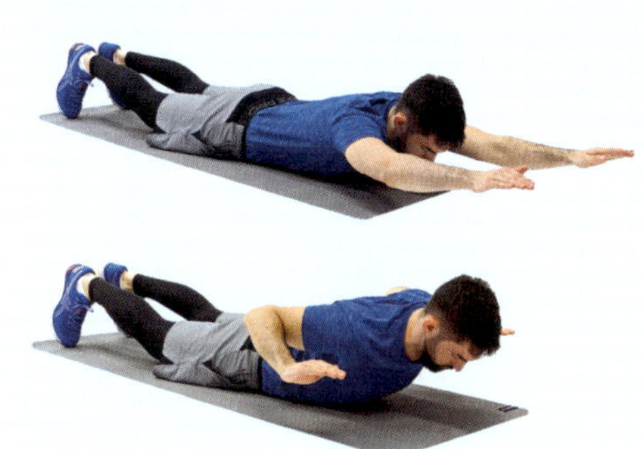

28 Rotation im Unterarmstütz

▸ Seite 72 ▸ 30 Sekunden pro Seite

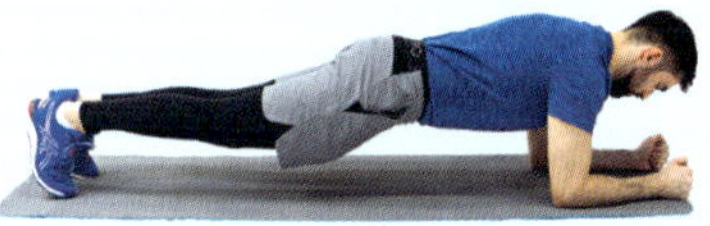

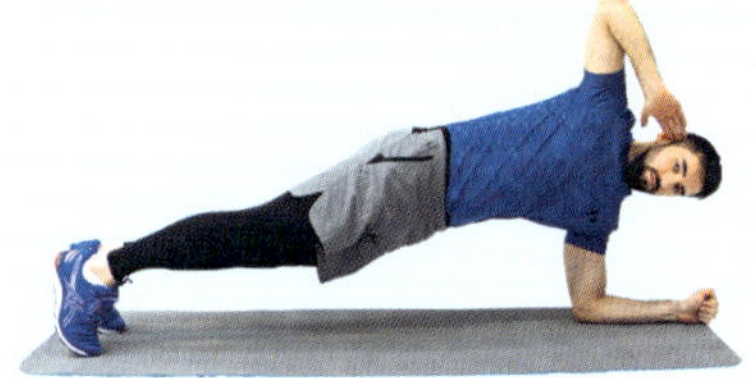

31 Diagonale Arm-/Beinstreckung in Rückenlage

▸ Seite 76 ▸ 60 Sekunden

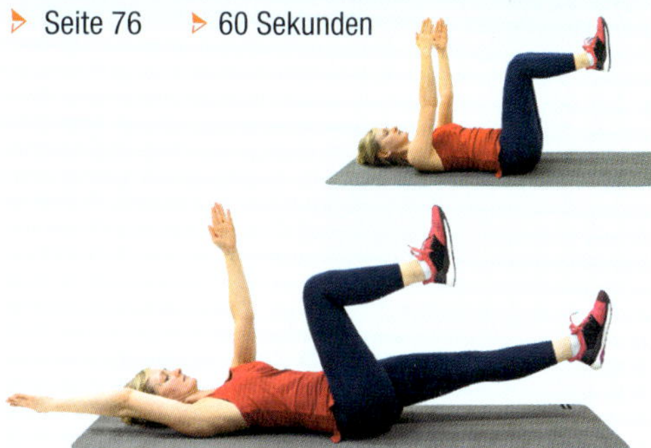

Workout für Fortgeschrittene
mit Geräten

44 Kniebeugen mit Frontheben mit Gewicht

- Seite 94
- 60 Sekunden

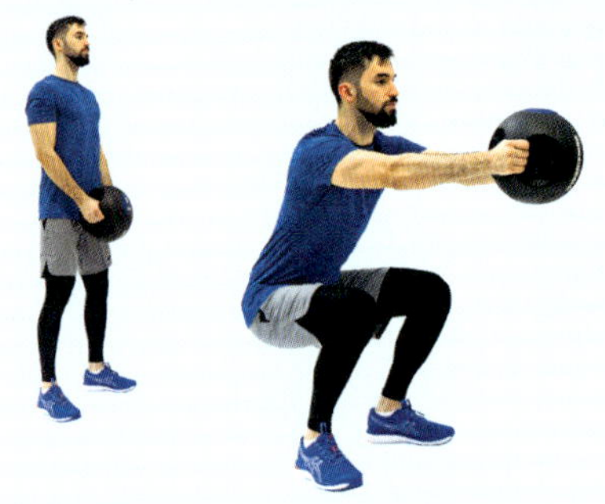

6 Seitbeugen mit Gewicht im tiefen Ausfallschritt

- Seite 42
- 30 Sekunden pro Seite

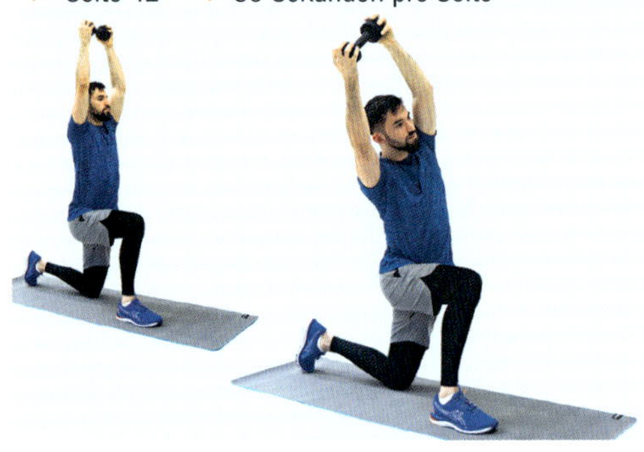

48 Rumpfdrehen im Stütz auf der Faszienrolle

- Seite 101
- 30 Sekunden pro Seite

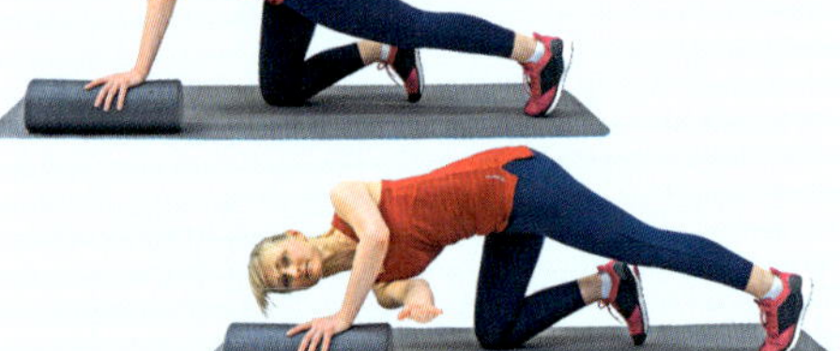

26 Hohes Seitheben mit Gewicht im tiefen Ausfallschritt

- Seite 69
- 60 Sekunden; nach 30 Sekunden Beinposition wechseln

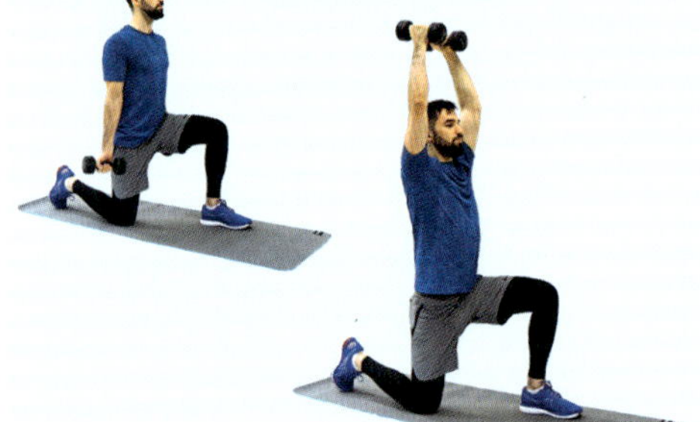

23 Schräge Standwaage

- Seite 64
- 60 Sekunden

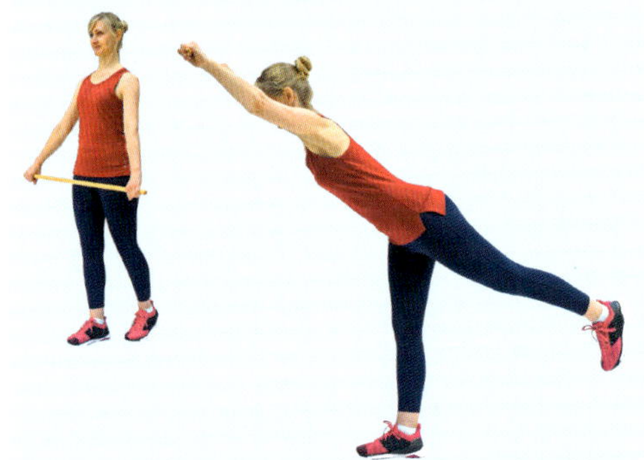

25 Diagonale Streckung im Einbeinstand

- Seite 68
- 30 Sekunden pro Seite

39 Schulterbrücke auf Faszienrolle mit Beinstreckung

- Seite 88
- 60 Sekunden

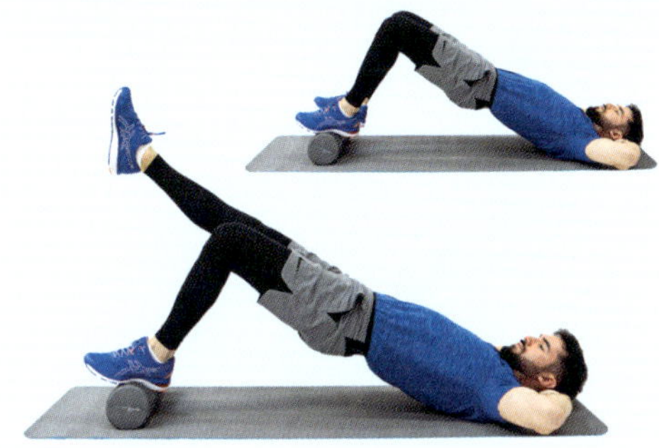

21 Reverse Fly einseitig

- Seite 62
- 30 Sekunden pro Seite

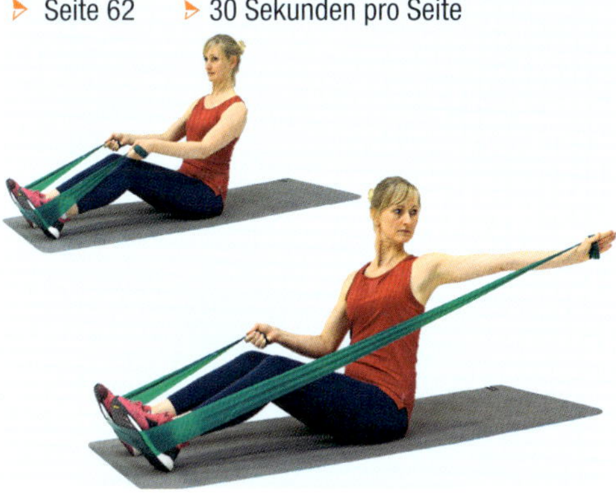

50 Diagonale Streckung im Stütz auf Hantel mit Armbewegungen

- Seite 104
- 30 Sekunden pro Seite

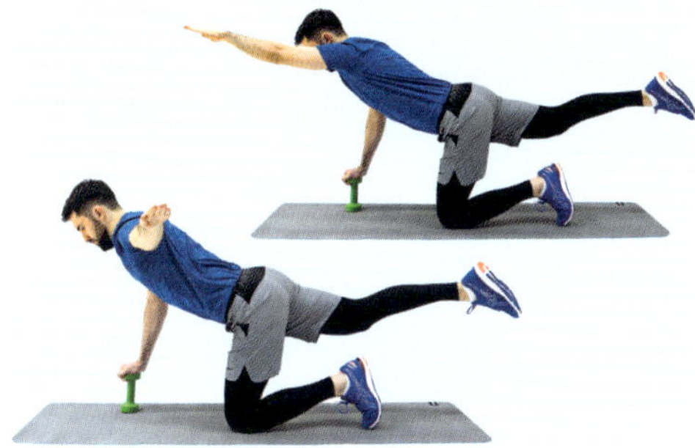

14 Armheben mit Gewicht im hohen Ausfallschritt

- Seite 53
- 30 Sekunden pro Seite oder 60 Sekunden wechselseitig

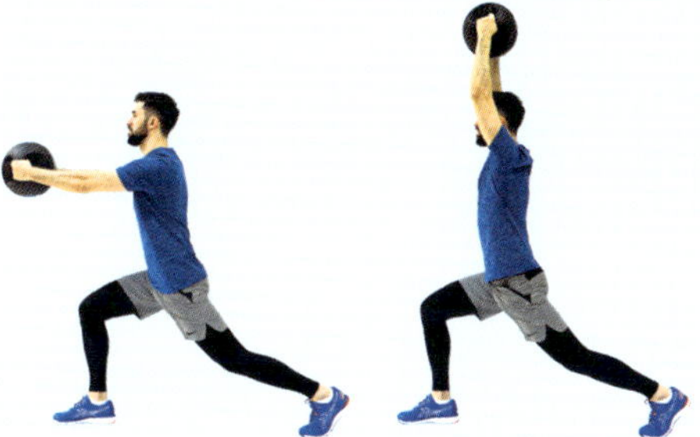

Workout für die Rumpfstabilität

Für Einsteiger

4 Seitbeugen im tiefen Ausfallschritt

- Seite 40
- 30 Sekunden pro Seite

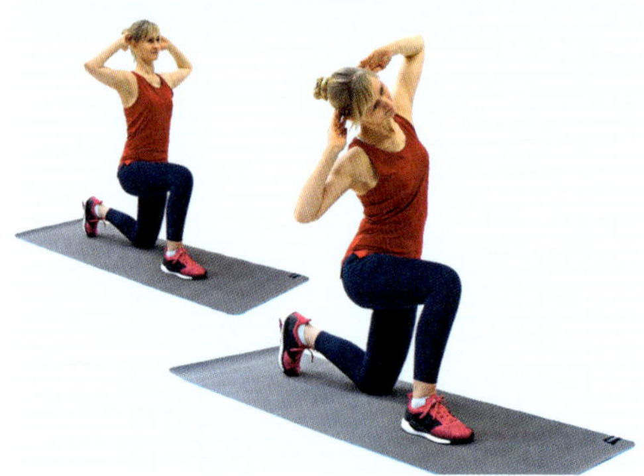

12 Armschere im hohen Ausfallschritt

- Seite 50
- 60 Sekunden

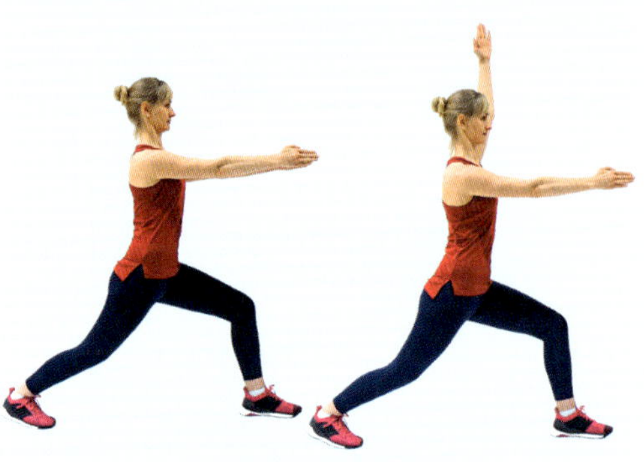

7 Rumpfdrehen im tiefen Ausfallschritt

- Seite 43
- 30 Sekunden pro Seite

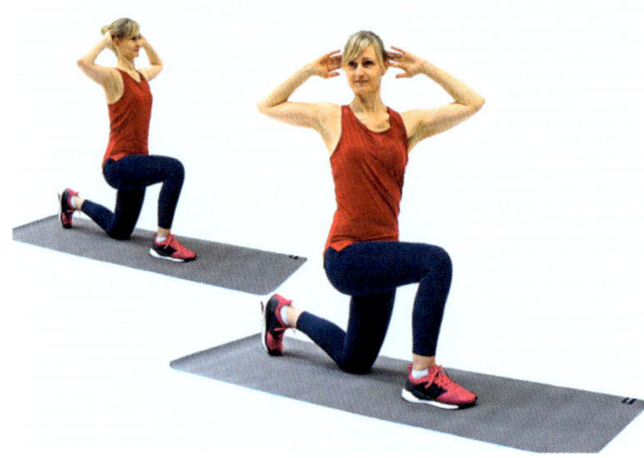

15 Seitstütz

- Seite 54
- 30 Sekunden pro Seite

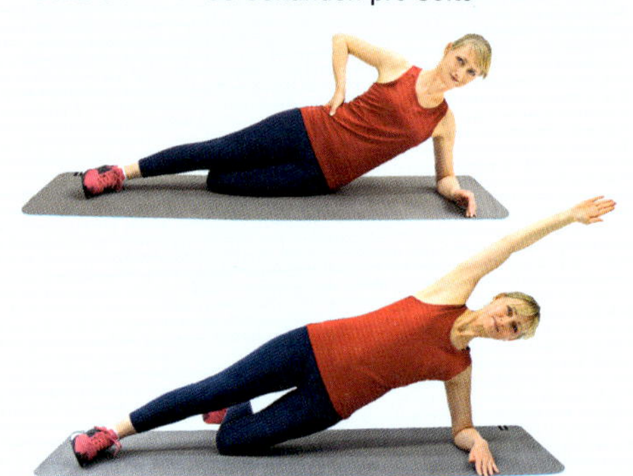

27 Rotation im Kniestütz

- Seite 70
- 60 Sekunden

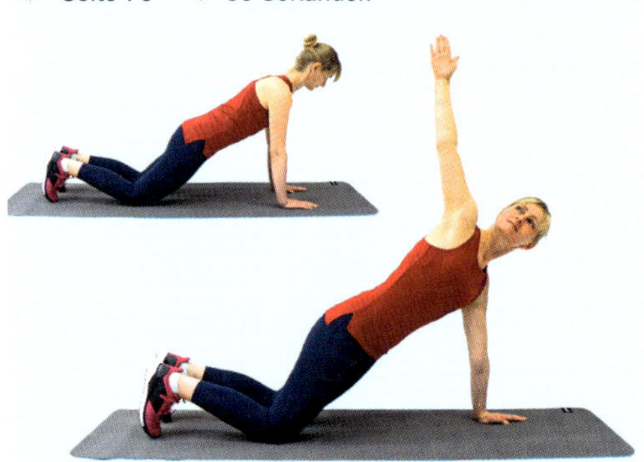

19 Rumpfdrehen im Sitzen

- Seite 60
- 60 Sekunden

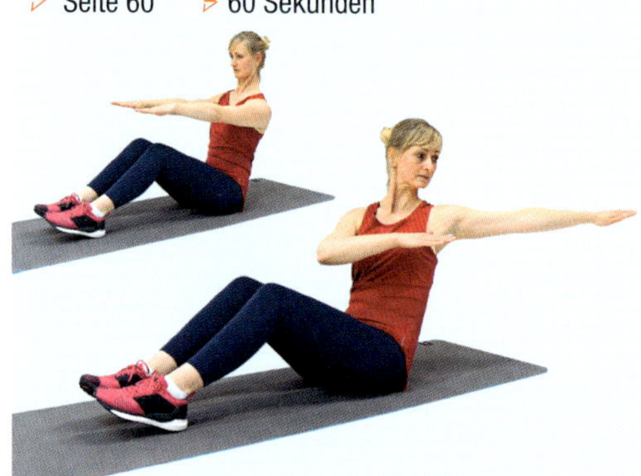

Fällt Ihnen eine der gezeigten Übungen schwer, so tauschen Sie diese gegen eine der folgenden Übungen aus. Alternativ können Sie Ihr Workout mit diesen Übungen auch ergänzen.

9 Schulterbrücke mit Beinstreckung und Kniezug

▸ Seite 45 ▸ 30 Sekunden pro Seite

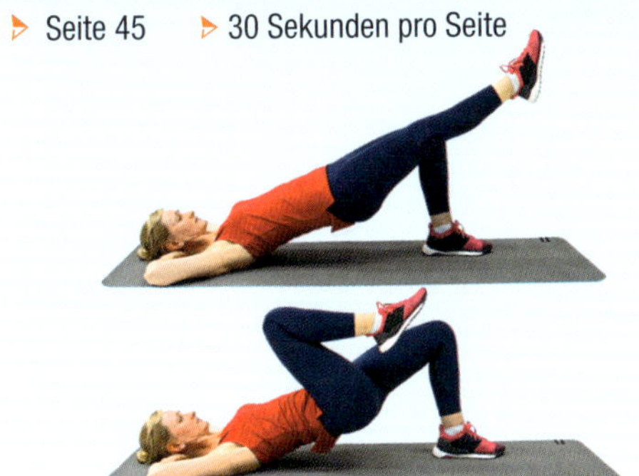

11 Diagonale Streckung im Vierfüßlerstand mit Gegenbewegung

▸ Seite 48 ▸ 30 Sekunden pro Seite

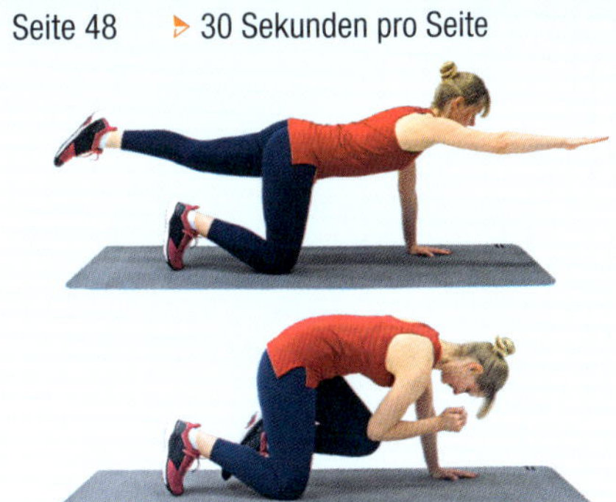

Workout für die Rumpfstabilität
Für Fortgeschrittene

16 Seitliches Hüftheben im Seitstütz

- Seite 57
- 30 Sekunden pro Seite

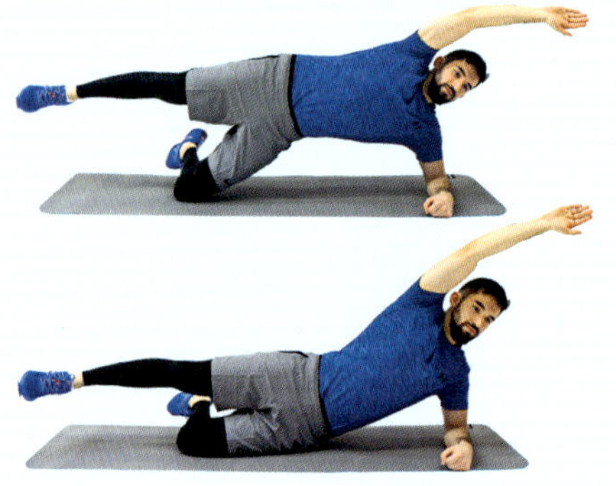

6 Seitbeugen mit Gewicht im tiefen Ausfallschritt

- Seite 42
- 30 Sekunden pro Seite

32 Schwebesitz, statisch mit Druck

- Seite 78
- 30 Sekunden pro Seite

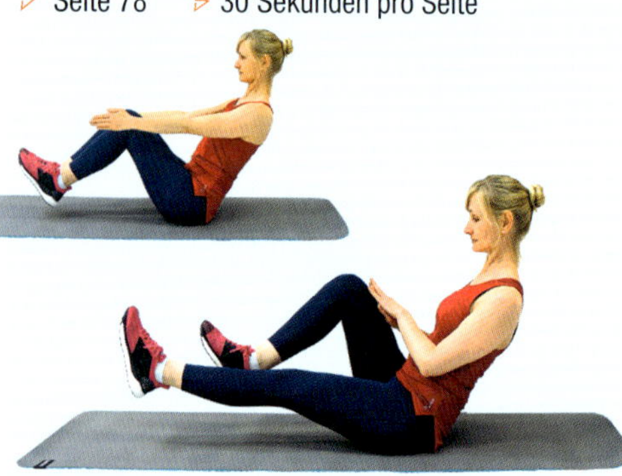

11 Diagonale Streckung im Vierfüßlerstand mit Gegenbewegung

- Seite 49
- 30 Sekunden pro Seite

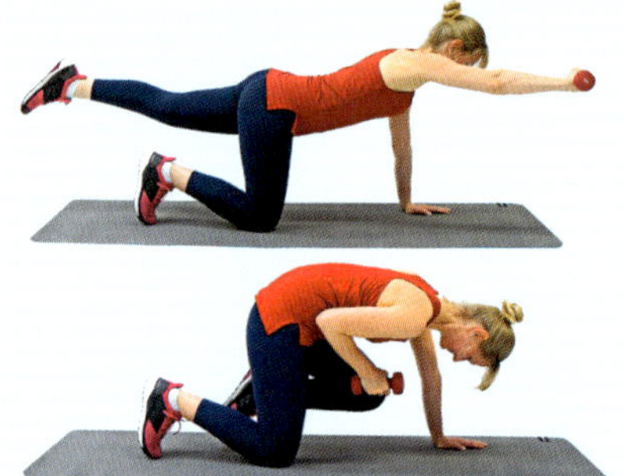

27 Rotation in der Liegestützposition

- Seite 71
- 30 Sekunden pro Seite

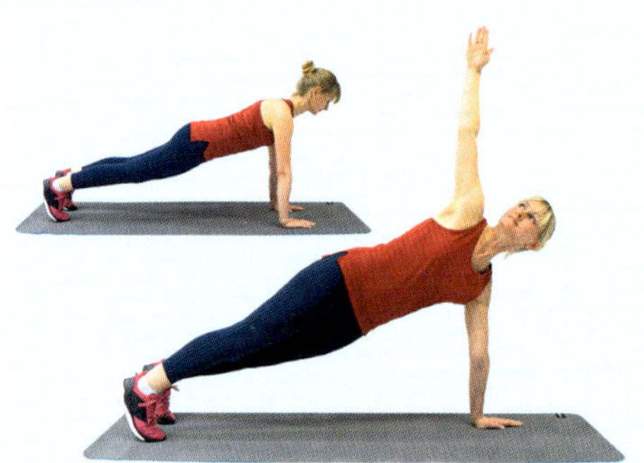

39 Schulterbrücke auf Faszienrolle mit Beinstreckung

- Seite 88
- 60 Sekunden

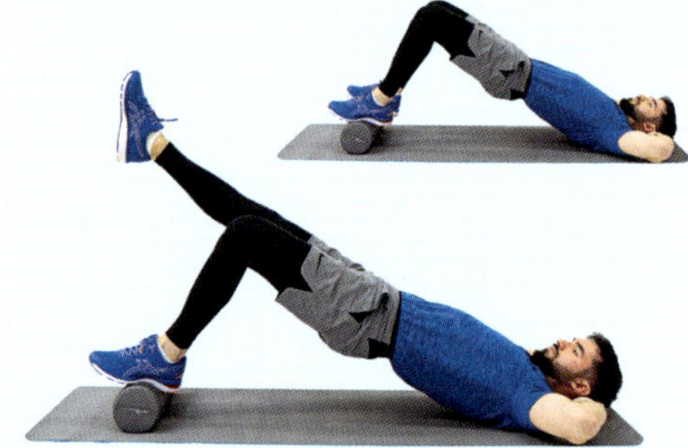

45 Vom schwebenden Vierfüßlerstand zur Liegestützausgangsposition

Seite 96 60 Sekunden

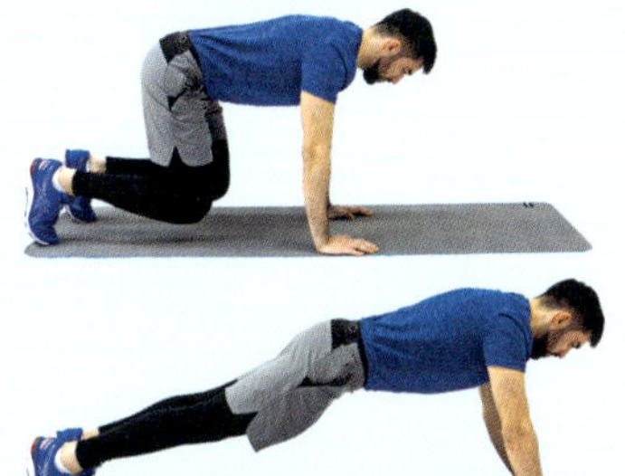

34 Rückenbrücke mit Bewegung auf Gewichtsball

Seite 81 60 Sekunden

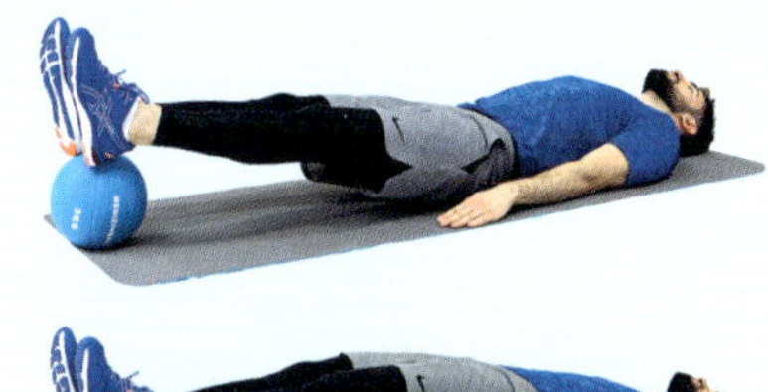

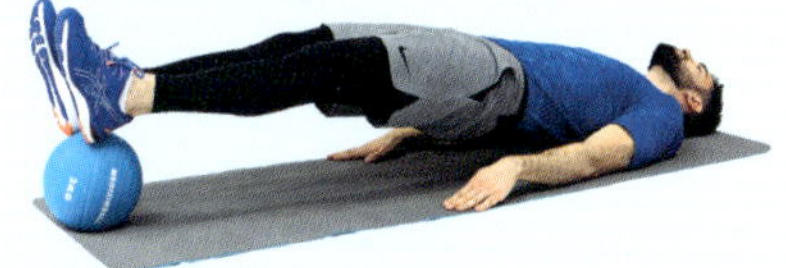

51 Rollende Side Plank

Seite 106 30 Sekunden pro Seite

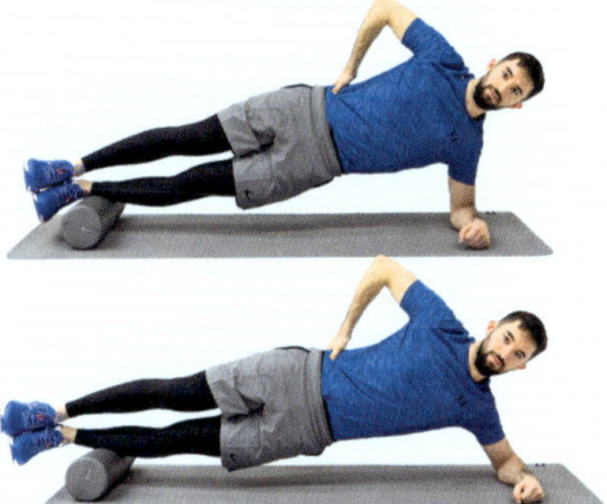

28 Rotation im Unterarmstütz

Seite 72 60 Sekunden

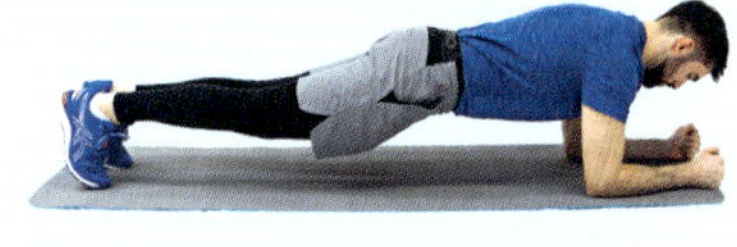

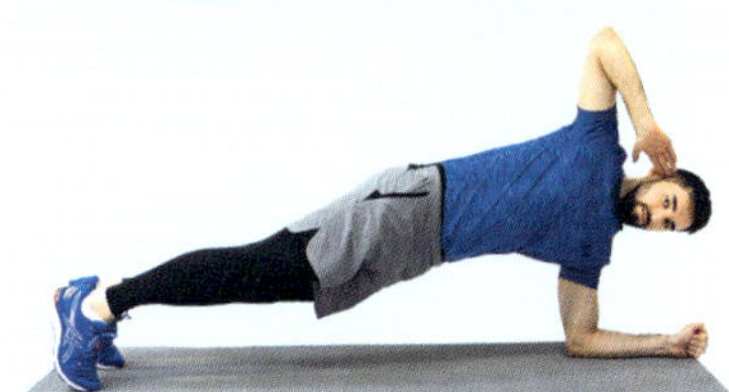

Workout für Brust, Rücken, Schultern und Arme

24 Seitheben mit Gewicht im tiefen Ausfallschritt

▸ Seite 66 ▸ ca. 8 bis 12 Wiederholungen

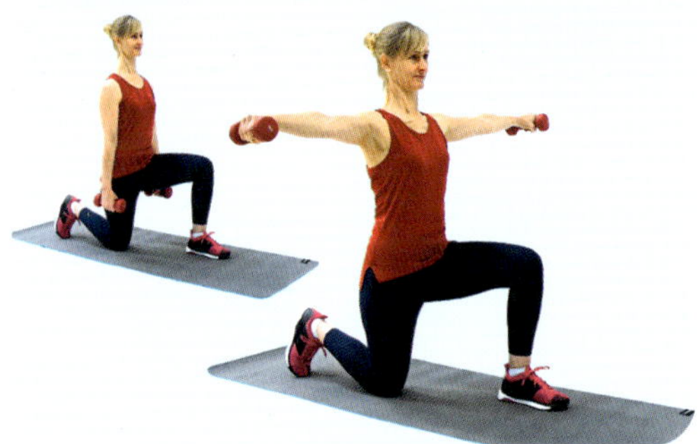

2 Fitnessband seitlich über den Kopf ziehen im Stand

▸ Seite 37 ▸ ca. 8 bis 12 Wiederholungen/Seite

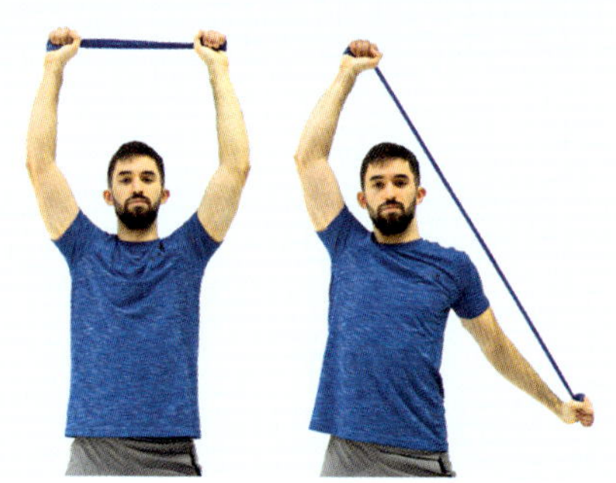

30 Rudern in Bauchlage

▸ Seite 75 ▸ ca. 8 bis 12 Wiederholungen

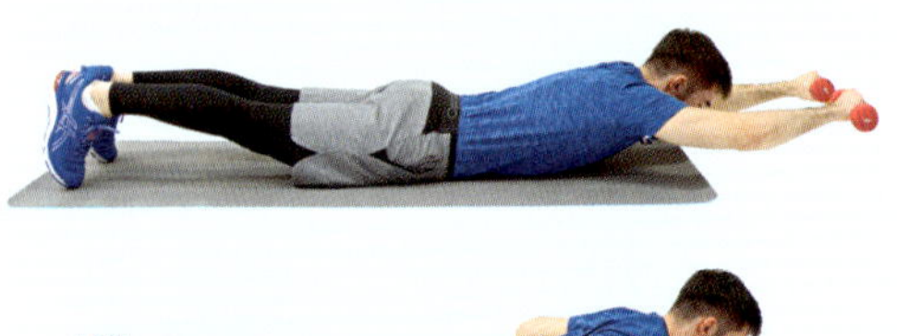

26 Hohes Seitheben mit Gewicht im tiefen Ausfallschritt

▸ Seite 69 ▸ ca. 8 bis 12 Wiederholungen

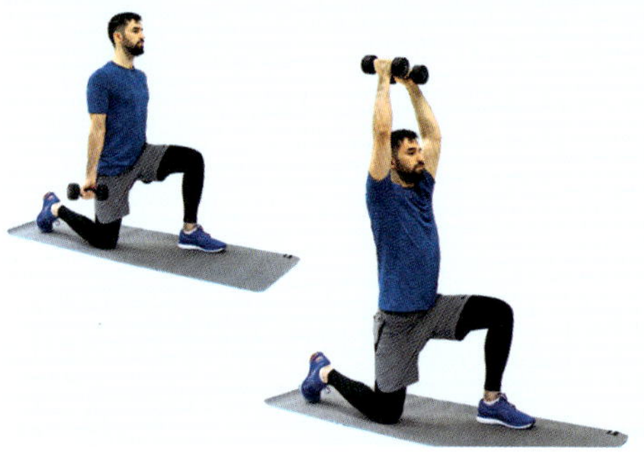

14 Armheben mit Gewicht im hohen Ausfallschritt

▸ Seite 53 ▸ ca. 8 bis 12 Wiederholungen

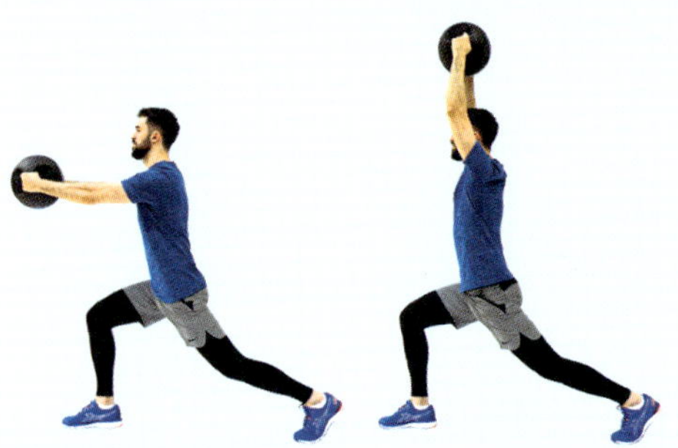

50 Diagonale Streckung im Stütz auf Hantel mit Armbewegung

▸ Seite 105 ▸ ca. 8 bis 12 Wiederholungen/Seite

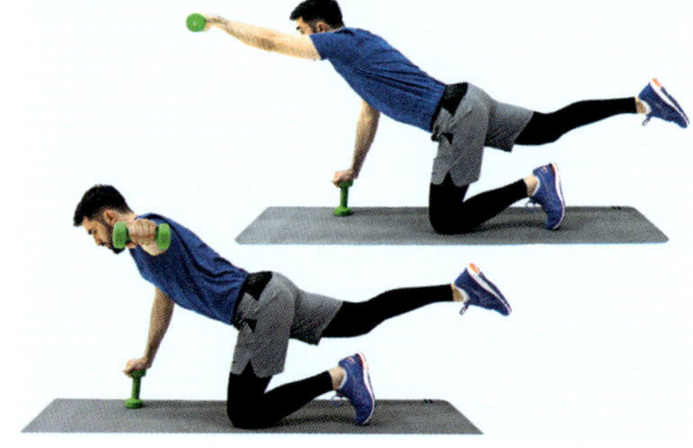

21 Reverse Fly einseitig

Seite 62 ca. 8 bis 12 Wiederholungen / Seite

22 Frontheben einseitig

Seite 63 ca. 8 bis 12 Wiederholungen / Seite

35 Seitlicher Knie-/Handstütz mit hohem Seitheben mit Gewicht

Seite 83 ca. 8 bis 12 Wiederholungen / Seite

8 Rumpfdrehen mit Gewicht im Stand

Seite 44 ca. 8 bis 12 Wiederholungen / Seite

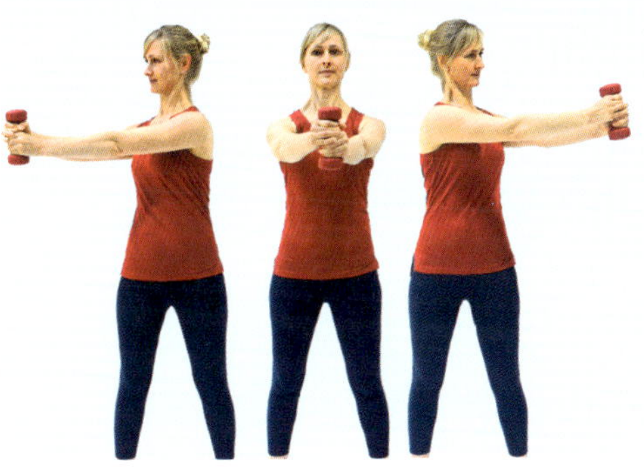

Workout für die Koordination

44 Kniebeugen mit Frontheben mit Gewicht

Seite 95 60 Sekunden

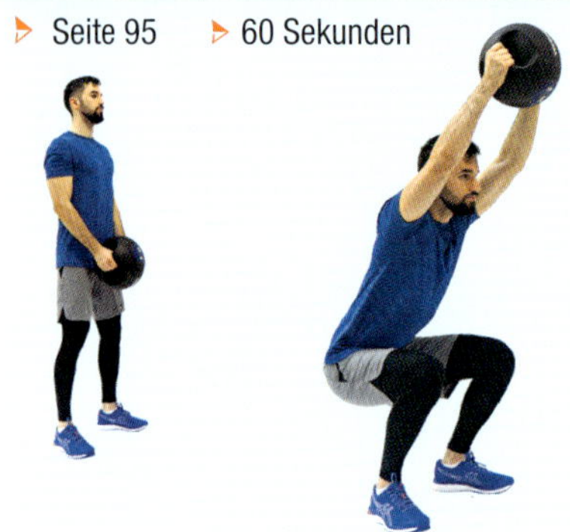

16 Seitliches Hüftheben im Seitstütz

Seite 57 30 Sekunden pro Seite

11 Diagonale Streckung im Vierfüßlerstand mit Gegenbewegung

Seite 48 30 Sekunden pro Seite

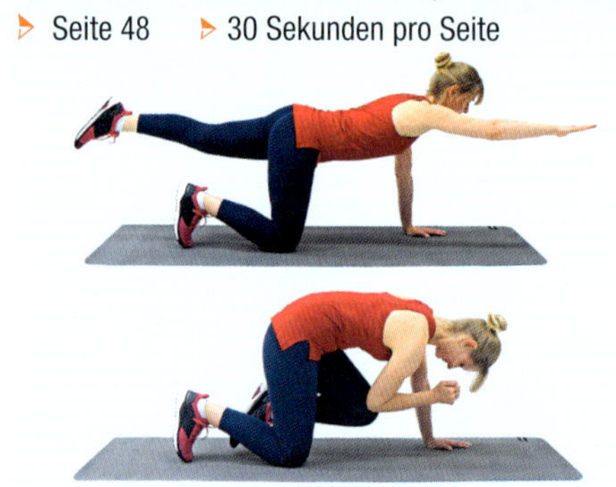

25 Diagonale Streckung im Einbeinstand

Seite 68 30 Sekunden pro Seite

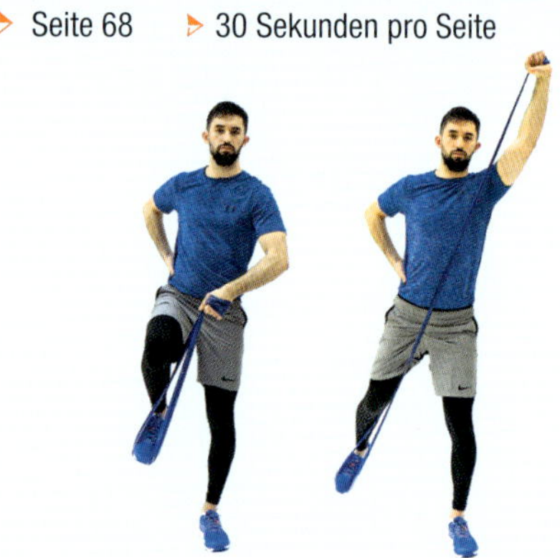

23 Schräge Standwaage

Seite 64 60 Sekunden

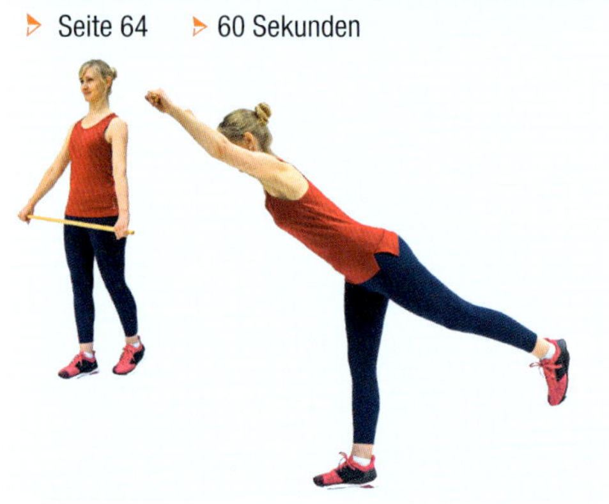

49 Diagonale Streckung und Rumpfrotation im Stütz auf der Faszienrolle

Seite 102 30 Sekunden pro Seite

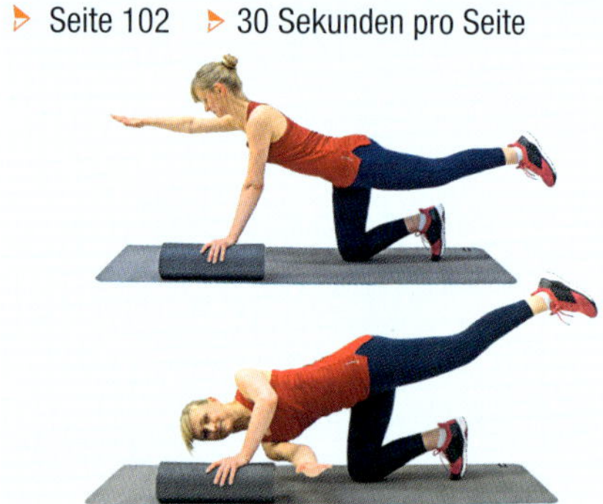

9 Schulterbrücke mit Beinstreckung und Kniezug

Seite 45 30 Sekunden pro Seite

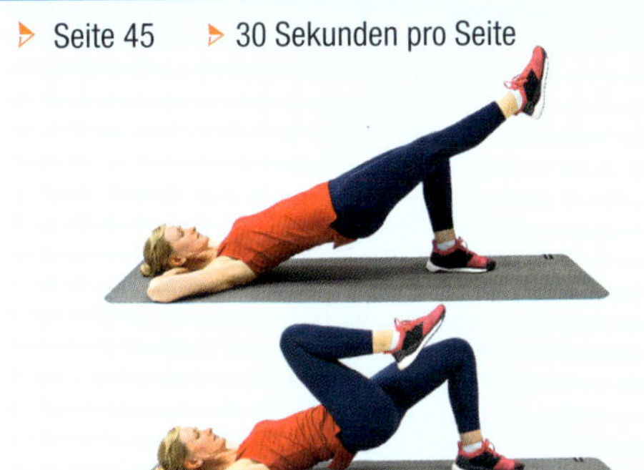

46 Vom schwebenden Vierfüßlerstand zur Plank

Seite 98 60 Sekunden

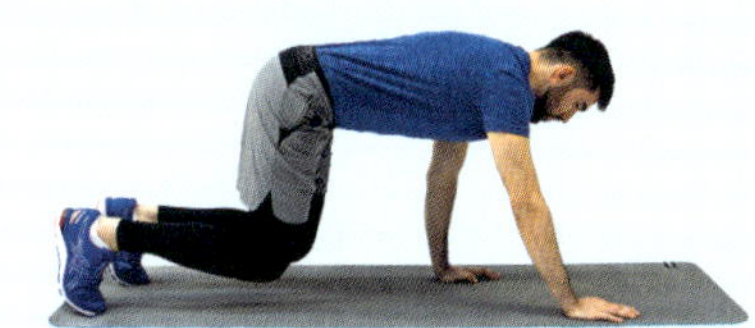

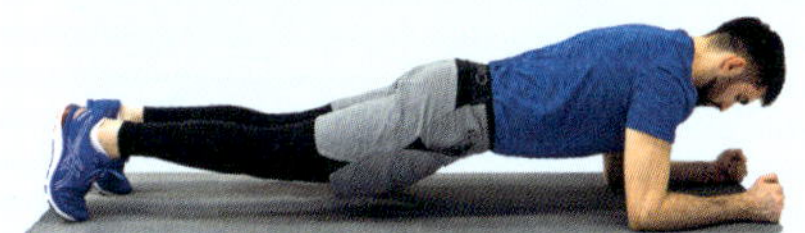

31 Diagonale Arm-/Beinstreckung in Rückenlage

Seite 76 60 Sekunden

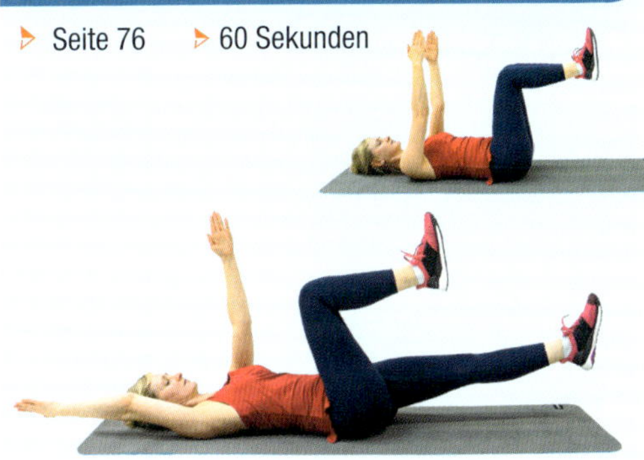

29 Schwimmer in Bauchlage

Seite 73 60 Sekunden

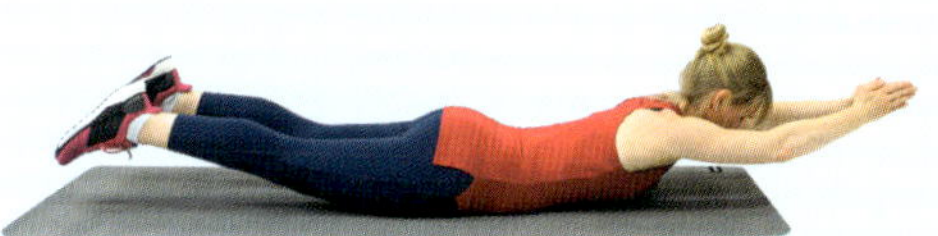

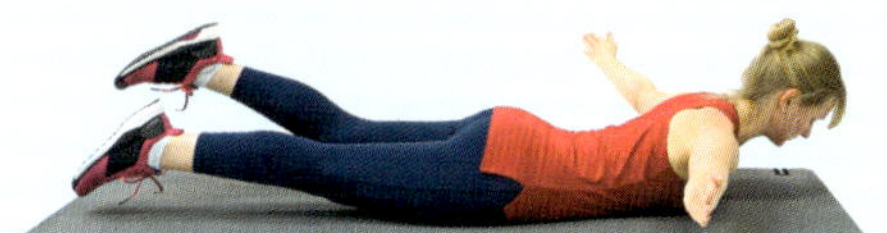

Anhang

Anmerkung zu S. 11

1 Siehe hierzu: https://www.dak.de/dak/download/dak-gesundheitsreport-2019-sucht-pdf-2073718.pdf
https://www.tk.de/resource/blob/2060908/b719879a6b6ca54c1f2ec600985fb616/gesundheitsreport-au-2019-data.pdf
https://www.bkk-dachverband.de/fileadmin/presse/pressemitteilungen/Zahlen_Daten_Fakten.pdf
https://www.tk.de/resource/blob/2034000/60cd049c105d066650f9867da5b4d7c1/gesundheitsreport-au-2018-data.pdf
https://www.dak.de/dak/download/gesundheitsreport-2018-pdf-2073702.pdf
https://www.barmer.de/blob/155284/c2ac6f9716e416c0b0d889a9a91ce9d8/data/dl-gesundheitsreport-bund.pdf

Literatur

Klaus Arndt: Synergistisches Muskeltraining: Die besten Bodybuilding-Übungen & synergistische Trainingsprogramme, 6. Auflage, Nachdruck der 1. Auflage von 2000, Arnsberg: Novagenics

Winfried Banzer (Herausgeber): Körperliche Aktivität und Gesundheit: Präventive und therapeutische Ansätze der Bewegungs- und Sportmedizin, 1. Auflage, Berlin: Springer 2017

Andrew Biel, Bernard C. Kolster: Trail Guide – Bewegung und Biomechanik, 1. Auflage, Marburg: KVM – Der Medizinverlag 2016

Wend-Uwe Boeckh-Behrens, Wolfgang Buskies: Gesundheitsorientiertes Fitnesstraining: [Fitnessgrundlagen, Krafttraining, Ausdauertraining, Beweglichkeitstraining, Alterssport, Knietraining, Rückentraining, Ernährung, Entspannung], 1. Auflage, Lüneburg: Wehdemeier & Pusch 2002

Michael Boyle: Functional Training – Das Erfolgsprogramm der Spitzensportler, 1. Auflage, München: Riva Verlag 2010

Jürgen Buchbauer: Präventives Muskeltraining zur Behebung von Haltungsfehlern: Totalrundrücken, Hohlrücken, Flachrücken und Skoliose. Gymnastik – Gerätetraining – Ernährung. 3, verbesserte Auflage, Schorndorf: Hofmann-Verlag, 2007

Achim Conzelmann: Entwicklung konditioneller Fähigkeiten im Erwachsenenalter, 1. Auflage, Schorndorf: Hofmann-Verlag, 1997

Frank Diemer, Volker Sutor: Praxis der medizinischen Trainingstherapie I: Lendenwirbelsäule, Sakroiliakalgelenk und untere Extremität, 3., aktualisierte und erweiterte Auflage, Stuttgart: Thieme 2017

Anne Flothow, Hans-Dieter Kempf, Ulrich Kuhnt, Günter Lehmann: KddR-Manual Neue Rückenschule: Professionelle Kurskonzeption in Theorie und Praxis. München: Urban & Fischer in Elsevier, 2011

Stefan Herold: Die spezifische Trainierbarkeit der koordinativen Fähigkeiten am Beispiel ausgewählter Disziplinen der Leichtathletik: Bedeutung der Koordinationsbereiche und Trainingsbeispiele, Studienarbeit, 1. Auflage, München: Grin Verlag, 2013

Jane Johnson: Haltungsanalyse: Schritt für Schritt in Wort und Bild, 1. Auflage, München: Urban & Fischer in Elsevier, 2013

Armin Kibele, Hans-Peter Konopka: Bewegungslehre. Materialien für den Sekundarbereich II [Gelbe Reihe, Ausgabe 2015], 6. Auflage, Braunschweig: Schroedel Verlag GmbH 2018

Günter Schnabel, Hans-Dietrich Harre, Jürgen Krug: Trainingswissenschaft: Leistung – Training – Wettkampf. 2., aktualisierte Auflage, Aachen: Meyer & Meyer, 2011

Ronald Thomschke: Tiefenmuskulatur Training: Für eine starke Körpermitte, mehr Kraft, Stabilität und Balance, 3., überarbeitete, aktualisierte und erweiterte Auflage, Berlin: Steffen Verlag, 2017

Ronald Thomschke: Krafttraining mit Fitnessbändern, 1. Auflage, Berlin: Steffen Verlag, 2020

Autor **Ronald Thomschke**

Ronald Thomschke lebt und arbeitet als Dozent und Präventions-Trainer in Berlin. Schwerpunkte seiner Tätigkeit sind die Erhaltung und Wiederherstellung der Leistungsfähigkeit des Stütz- und Bewegungsapparates durch korrektiven Muskelaufbau, Verbesserung der Körperhaltung und Förderung der Beweglichkeit. Als Personal Trainer entwickelt Ronald Thomschke Trainings- und Ernährungsprogramme zum Erreichen individueller Ziele. Bewährte Trainingskonzepte aus seinen zahlreichen Seminaren und Kursen mit Teilnehmern unterschiedlichster Altersgruppen publiziert er seit 2015 in seinen Büchern. Er ist Autor von bisher sechs Trainingsbüchern und 13 Trainingskarten-Sets, die vom Steffen Verlag herausgegeben werden.
www.aufrechte-koerperhaltung.de

Bildnachweis

Alle Fotos stammen vom Autor, außer: S. 2–3 Rido - stock.adobe.com I S. 7 deagreez - stock.adobe.com I S. 8–9 contrastwerkstatt - stock.adobe.com I S. 10 fizkes - stock.adobe.com I S. 11 Hoda Bogdan - stock.adobe.com I S. 15 (o.l.) Edler von Rabenstein - stock.adobe.com I S. 15 (o.r.) Ingo Bartussek - stock.adobe.com I S. 15 (u.l.) Linda Macpherson - stock.adobe.com I S. 15 (u.r.) Ljiljana - stock.adobe.com I S. 17 (4) SciePro - stock.adobe.com I S. 21 zhukovvvlad - stock.adobe.com I S. 23 WavebreakMediaMicro - stock.adobe.com I S. 24 fizkes - stock.adobe.com I S. 25 Starstuff / Adobe Stock I S. 29 (o.l.) mariusz szczygieł - stock.adobe.com I S. 29 (u.l.) ©djmilic - stock.adobe.com I S. 30 (o.l.) Melinda Armbruester-Seybert - stock.adobe.com I S. 32–33 + 108–109 fizkes - stock.adobe.com

Impressum

Die Deutsche Nationalbibliothek verzeichnet diese Publikation
in der Deutschen Nationalbibliografie;
detaillierte bibliografische Daten sind im Internet
über http://dnb.d-nb.de abrufbar.

2. Auflage 2025

Mühlenstraße 72, D-17098 Friedland (Meckl.)
info@steffen-verlag.de, www.steffen-verlag.de

Herstellung: STEFFEN MEDIA, Friedland–Usedom
www.steffen-media.de

ISBN 978-3-95799-100-3